DES

CONGESTIONS PULMONAIRES
TYPHOÏDIQUES

(RECHERCHES CLINIQUES ET PATHOGÉNIQUES)

PAR

Le Dr Vincent PAGLIANO

Premier Interne des Hôpitaux de Marseille (année 1885),
Premier Externe des mêmes Hôpitaux (année 1883),
Aide d'Anatomie et de Physiologie à l'École de Médecine,
Lauréat de l'École de Médecine (années 1883, 1884, 1885 et 1886),
Lauréat du Comité médical des Bouches-du-Rhône (années 1886 et 1887),
Médaille d'argent du Ministère du Commerce (Choléra 1885).

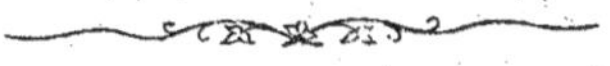

MONTPELLIER
TYPOGRAPHIE ET LITHOGRAPHIE CHARLES BOEHM
ÉDITEUR DU MONTPELLIER MÉDICAL,
DE LA GAZETTE HEBDOMADAIRE DES SCIENCES MÉDICALES.

1887

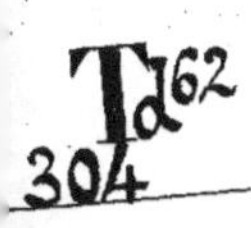

DES

CONGESTIONS PULMONAIRES TYPHOÏDIQUES

(RECHERCHES CLINIQUES ET PATHOGÉNIQUES)

PAR

Le Dr Vincent PAGLIANO

Premier Interne des Hôpitaux de Marseille (année 1885),
Premier Externe des mêmes Hôpitaux (année 1883),
Aide d'Anatomie et de Physiologie à l'École de Médecine,
Lauréat de l'École de Médecine (années 1883, 1884, 1885 et 1886),
Lauréat du Comité médical des Bouches-du-Rhône (années 1886 et 1887),
Médaille d'argent du Ministère du Commerce (Choléra 1885).

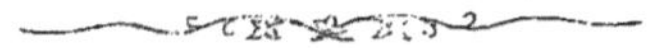

MONTPELLIER
TYPOGRAPHIE ET LITHOGRAPHIE CHARLES BOEHM
ÉDITEUR DU MONTPELLIER MÉDICAL,
DE LA GAZETTE HEBDOMADAIRE DES SCIENCES MÉDICALES.

1887

A MES PARENTS ET AMIS

A LA MÉMOIRE

Du Docteur Vincent SEUX, Père

QUI FUT MON PARRAIN ET MON PREMIER GUIDE EN MÉDECINE.

V. PAGLIANO.

INTRODUCTION.

Ce n'est pas un travail dogmatique que nous avons eu l'intention de faire; l'expérience nous manquait pour cela. Nous venons tout simplement soumettre aux appréciations de nos Maîtres le fruit de nos propres observations au lit du malade; c'est dire que notre œuvre est avant tout un travail clinique. Exposer ce que nous avons vu et en rechercher une explication, tel a été notre but; heureux si nous l'avons atteint, quelque modeste qu'il soit!

Frappé de voir un grand nombre d'auteurs mettre sur le compte d'une altération du cœur la plupart des graves congestions qui surviennent du côté des poumons dans les dernières périodes de l'infection typhoïde, nous avons voulu rechercher s'il existait réellement des rapports aussi étroits entre les deux ordres de lésions. Pendant deux années entières, nous avons examiné de nombreux typhoïsants à ce point de vue, et nous exposons ici le résultat de ces investigations. Nous n'avons pas pris note de tous nos malades; nous ne l'avons fait que depuis le jour où nous avons choisi cette étude comme sujet de notre Thèse inaugurale.

Les observations que nous présentons nous paraissent toutefois assez nombreuses et concluantes pour entraîner la conviction; elles ont été prises régulièrement auprès du malade, et chacun de leurs détails a été noté avec la bonne foi qu'exige toute œuvre scientifique. Quant à celles qui offrent un moindre intérêt, nous nous contentons de les signaler sans entrer dans de trop longs aperçus.

Notre travail se compose de trois chapitres : Dans le premier, nous passons rapidement en revue les nombreuses variétés de congestions pulmonaires que l'on rencontre dans la dothiénentérie, en insistant davantage sur celles qui sont le plus tardives. Puis, faisant l'historique de la question, nous exposons les opinions qu'un certain nombre d'auteurs ont émises sur la nature et la pathogénie de ces accidents pulmonaires typhoïdiques, et nous étudions spécialement les raisons qu'on a données en faveur de l'influence du cœur sur la production des diverses lésions congestives du poumon. Le deuxième chapitre, le plus important à notre point de vue, est entièrement consacré à nos observations ; il se compose, pour la clarté de l'exposition, de trois paragraphes distincts où chaque cas est classé suivant les phénomènes morbides qu'il a présentés. Dans un troisième chapitre, nous donnons le résumé de notre travail et les conclusions que nous croyons pouvoir en tirer, et nous essayons de substituer à une pathogénie peu conforme à notre observation une pathogénie, hypothétique il est vrai, mais qui nous semble mieux répondre à la majorité des faits.

Au moment d'entrer dans la carrière médicale, qu'il nous soit permis, selon l'usage, d'adresser de publics remerciements à tous ceux qui, de près ou de loin, nous ont éclairé de leurs conseils dans le cours de nos études. Nous devons placer en première ligne MM. les professeurs Nicolas Duranty, Laget et Fallot, dont nous nous honorons d'avoir été l'interne : ce sont eux qui ont inspiré ce travail et qui nous ont surtout guidé dans nos recherches; ce témoignage de notre reconnaissance leur est bien dû. Que nos autres Maîtres dans les hôpitaux, MM. les professeurs Girard, Chapplain, Combalat, Magail, Villard, Villeneuve, et MM. les Drs Poucel, Flavard, Nicolas, Coste, Boy-Tessier et Bidon reçoivent également l'assurance de notre vive gratitude pour les savantes leçons que nous en avons reçues quand nous avons passé dans leur service en qualité d'externe ou d'interne.

Merci encore à tous nos autres Maitres de l'École de Médecine de Marseille.

MM. les Professeurs de la Faculté de Montpellier ont de grands droits aussi à nos remerciements pour la bienveillance qu'ils nous ont toujours témoignée; que M. le professeur Hamelin veuille bien agréer l'hommage de notre gratitude pour l'honneur qu'il nous a fait en acceptant la présidence de notre Thèse. A son nom, nous joindrons celui de M. le professeur-agrégé Baumel, qui nous a sans cesse accueilli avec le plus grand intérêt et qui ne nous a jamais ménagé ses précieux conseils.

Nous n'aurions garde d'oublier dans cette liste de la reconnaissance le nom de nos chers amis les Drs Louge, Giraud, Schnell, Laplane, qui ont été nos premiers Maitres dans la science d'Hippocrate. Merci enfin à M. le professeur Bernard, qui a gracieusement mis sa bibliothèque à notre disposition, et à M. le Dr Arnaud, chef de clinique, dont la compétence en histologie nous a été fort utile.

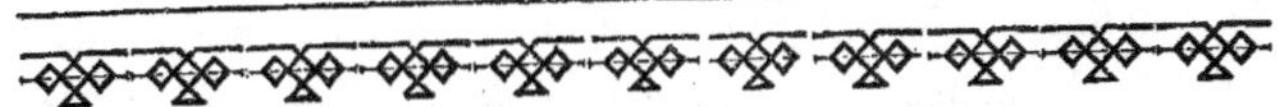

DES

CONGESTIONS PULMONAIRES

TYPHOÏDIQUES

(RECHERCHES CLINIQUES ET PATHOGÉNIQUES)

CHAPITRE PREMIER.

I. — LES CONGESTIONS PULMONAIRES TYPHOIDIQUES.

Il est un fait qui frappe de primo abord dans l'étude des accidents pulmonaires de la dothiénentérie : c'est que ceux-ci, d'une façon générale, sont de nature bien plus congestive qu'inflammatoire. Cette nature est suffisamment démontrée par la facilité avec laquelle se déplacent ces manifestations pulmonaires et par cette tendance qu'elles ont à se substituer les unes aux autres et surtout à se laisser remplacer par des congestions vers d'autres appareils, tels que la peau, les intestins, le rein. Cazalis [1] a bien insisté sur ce point dans sa Thèse.

Nous pouvons toutefois établir trois groupes distincts de ces accidents : dans un premier, nous plaçons les lésions réellement

[1] Cazalis ; Valeur de quelques phénomènes congestifs dans la dothiénentérie. Th. doct. Paris, 1874.

inflammatoires ; ici rentrent de droit les pneumonies franches, lobaires, fibrineuses, à quelque période qu'elles se produisent. Un deuxième contient les lésions hyperémiques avec caractère fluxionnaire, c'est-à-dire mobile, actif ; nous y comprenons la bronchite du début, qui est, de l'avis de tous, plus hyperémique que phlegmasique, et ces congestions pulmonaires instables que l'application des révulsifs ou l'apparition des congestions dans d'autres organes déplacent si aisément. Dans le dernier groupe rentrent tous ces états pulmonaires où la congestion prend plutôt le caractère qu'il est convenu d'appeler passif ; nous devons étudier là les congestions dites hypostatiques, les splénisations et aussi la spléno-pneumonie, qui n'est, après tout, qu'une forme de splénisation. Quant à la pneumonie hypostatique, elle ne mérite pas de description spéciale [1] ; car les lésions qui la constituent peuvent, suivant le cas, être regardées comme de la splénisation ou de la spléno-pneumonie. Intermédiaire à ces différents groupes est la broncho-pneumonie, où l'inflammation occupe si peu de place et où les lésions congestives tiennent presque toute la scène.

Ces lésions, quelles qu'elles soient, ont des tendances différentes : hémorrhagiques dans certains cas, gangréneuses dans d'autres ; elles peuvent, de plus, s'accompagner de bien d'autres complications : infarctus, emphysème, œdème, etc. ; mais nous ne nous en occuperons pas ici. Après avoir donné quelques indications sommaires sur les lésions qui constituent le deuxième groupe, nous étudierons avec plus de détails les variétés du troisième ; et c'est chose logique, puisque ce sont les seules lésions dont nous voulons rechercher les rapports avec l'état du cœur. Il est évident que l'on n'a jamais songé à mettre sur le compte de la dégénération du myocarde, ni les états franchement inflammatoires, ni les états congestifs, dont la mobilité est le caractère principal.

[1] Homolle; Nouveau Dict. de Méd. et de Chir., art. *Fièvre typhoïde.*

1° De toutes les variétés de congestions pulmonaires typhoïdiques, la plus fréquente est incontestablement l'*hyperémie bronchique* ; on a même été jusqu'à la considérer comme partie intégrante du processus typhoïde. On ne la voit manquer, en effet, que dans des circonstances exceptionnelles ; les râles sibilants et ronflants, souvent mêlés de quelques râles muqueux, sont d'une signification tellement considérable dans la dothiénentérie que Bazin et Forget proposaient de les désigner sous le nom de râles typhoïdes.

2° L'hyperémie bronchique est rarement isolée ; elle est presque toujours accompagnée d'*hyperémie pulmonaire* ; celle-ci, assez variable dans son lieu d'apparition, se traduit par une augmentation dans le nombre des mouvements respiratoires, et à l'auscultation par un peu de submatité et de résonance de la voix et des râles sous-crépitants. Comme nous le disions plus haut, la caractéristique de cette hyperémie pulmonaire est la facilité avec laquelle elle change de place ; mais qu'elle se localise, et c'est de préférence vers les parties déclives et postérieures du poumon, et elle prend le caractère de congestion plus passive ; elle devient alors, suivant la gravité du cas et sous l'influence de certaines causes que nous signalerons plus loin, congestion hypostatique, splénisation, spléno-pneumonie.

3° La *congestion dite hypostatique*, bien qu'elle puisse quelquefois se modifier rapidement comme les simples fluxions, offre déjà une certaine fixité. Elle se localise d'habitude aux bords postérieurs et surtout à la base des poumons. A l'examen anatomique, les parties atteintes sont tuméfiées, d'un rouge vineux et beaucoup plus denses qu'à l'état normal ; si on les incise, il s'en écoule un sang de couleur noirâtre, en assez grande abondance. Le poumon est cependant encore crépitant et ne plonge pas au fond de l'eau. A l'auscultation, on trouve la respiration obscure et des râles sous-crépitants plus ou moins fins ; la résonance de la voix est parfois un peu exagérée, ainsi que les vibrations thoraciques. La percussion dénote de la submatité. Comme troubles fonctionnels, peu de chose ; la congestion hypostatique n'est pas bruyante ; il n'y a bien souvent ni toux ni expectoration ; les crachats, quand ils sont rejetés, sont un peu visqueux, très rarement sanglants. La fréquence plus grande de la respiration est à peu près le seul signe que l'on constate ; et encore peut-on la mettre sur le compte de l'état fébrile.

4° Quant à la *splénisation*, elle est l'expression d'une congestion plus marquée ; son caractère de fixité est plus prononcé. Guéneau de Mussy[1] l'a fort bien décrite. «Le poumon offre alors l'aspect de la rate; les parties splénisées sont d'un rouge vineux ou noirâtres ; très denses, elles plongent au fond de l'eau et le doigt les déchire aisément. Incisées, elles laissent s'écouler un sang noirâtre, et le doigt qui les lacère n'y perçoit plus de crépitation. Comme lésion histologique, on ne trouve que de la congestion poussée à un degré extrême ; les cellules de l'endothélium pulmonaire sont tuméfiées et granuleuses ; la cavité de l'alvéole est effacée le plus souvent par un exsudat. Pour Guéneau de Mussy, la splénisation est un mélange d'hyperémie et d'atélectasie ; c'est aussi l'opinion de Griesinger et de Jaccoud, qui font jouer à l'atélectasie un grand rôle dans ces lésions.

La splénisation se traduit extérieurement par une accélération de la respiration, quelquefois par une augmentation de la toux, par l'injection des joues et surtout de la joue correspondante au côté affecté. Assez souvent les crachats changent d'aspect ; ils sont visqueux et roulent en masse dans le vase qui les contient ; Chomel les comparait à une solution épaisse de gomme arabique.

Par la percussion, on constate sinon une véritable matité, du moins une diminution très considérable de la sonorité normale ; il s'y joint une élévation de la tonalité. Le murmure vésiculaire

[1] Guéneau de Mussy ; Clinique médicale, 1884.

est très affaibli et parfois même fait défaut. On entend quelquefois dans les zones splénisées un souffle léger, aigu, principalement dans l'expiration, plutôt que dans les deux temps de la respiration. Guéneau de Mussy attache une grande importance pour le diagnostic au retentissement bronchophone de la plainte qui termine l'expiration. Il regarde aussi comme précieuse pour la diagnose de ces splénisations l'auscultation plessimétrique ; le bruit fait en frappant un coup sec sur les parties osseuses du thorax (sternum, clavicule), pendant que l'on ausculte les parties postérieures, subirait des modifications très appréciables pour une oreille exercée, en traversant les zones splénisées.

Il n'y a généralement pas de râles dans ces zones ; mais les parties qui les entourent, étant congestionnées à des degrés variables, laissent entendre des râles sous-crépitants quelquefois très fins. Comme les congestions dont nous avons parlé précédemment, les splénisations se montrent spécialement dans les régions postérieures et déclives des poumons et ont de la tendance à y persister. Mais il est une remarque qui fait bien ressortir leur caractère congestif : elles peuvent n'être que passagères et durer deux ou trois jours seulement ; on les voit passer d'un côté à l'autre, ou bien, après avoir commencé par la base, s'étendre au sommet.»

5° On a moins d'occasions d'observer, chez les typhoïsants, les lésions décrites depuis quelque temps sous le nom de *spléno-pneumonie*. Cette étude est de date récente et n'est pas encore bien approfondie. On peut dire cependant, grâce aux travaux de Joffroy [1], Grancher [2], Queyrat [3], Bourdel [4], que la spléno-pneumonie n'est qu'une forme de splénisation où l'inflammation s'est ajoutée pour une plus grande part à l'élément conges-

[1] Joffroy ; Différentes formes de broncho-pneumonie. Th. d'agr., 1880.

[2] Grancher ; Bull. et Mém. de la Soc. méd. des Hôp., 1884.

[3] Queyrat ; Rev. de Méd., janvier et mai 1885, et mars 1886.

[4] Bourdel ; De la spléno-pneumonie. Thèse de Paris, 1885.

tif. Cliniquement, elle a tous les caractères de la pleurésie, à tel point que les auteurs qui se sont occupés de cette question donnent la ponction exploratrice comme l'élément le plus certain et presque unique de diagnostic. Le trait le plus saillant de la spléno-pneumonie est sa tendance à s'éterniser dans le point qu'elle a atteint.

6° Il nous reste à dire quelques mots de la *broncho-pneumonie.* Nettement séparée des autres affections du poumon par les recherches de Charcot, Joffroy, Balzer, elle a été reconnue comme très fréquente dans le cours de la dothiénentérie. Bien qu'apparaissant parfois dès le commencement de la maladie, elle est cependant beaucoup plus commune à partir du deuxième ou du troisième septénaire. Dans sa forme pseudo-lobaire, elle a été prise bien souvent pour une pneumonie fibrineuse ; la forme à noyaux disséminés est celle que l'on observe d'habitude ; on la reconnaît cliniquement à la dyspnée, à la diversité des râles perçus à l'auscultation et à la présence en des points variables de petits noyaux d'induration. L'examen anatomique du poumon montre, dans ces cas, des lésions très diverses : hépatisation, splénisation, atélectasie, répandues d'une façon diffuse dans toute l'étendue de l'organe. Il est un fait qu'il faut signaler à propos de cette broncho-pneumonie typhoïde : c'est qu'elle n'a pas cet appareil bruyant et terrifiant qui est le propre de la broncho-pneumonie primitive. Sa marche est plus sournoise, encore plus féconde en surprises, et en rapport avec la prédominance de l'élément congestif sur l'élément inflammatoire dans cette forme secondaire.

Congestion hypostatique, splénisation, spléno-pneumonie, broncho-pneumonie plus ou moins bâtarde, telles sont donc les différentes formes que peut revêtir la congestion pneumo-typhoïde dans les périodes avancées de l'infection. Est-ce à dire que ces lésions sont absolument distinctes et ne se retrouvent jamais chez le même malade ? Loin de là; il arrive le plus souvent, au contraire, qu'elles s'unissent dans des proportions variées ou qu'elles se succèdent les unes aux autres, et cela à quelque période de l'infection que se trouve le typhoïsant, preuve évidente, comme le veut Cazalis [1], que ce qui fait le fond commun de tous les accidents pulmonaires de la dothiénentérie, c'est l'élément congestif.

Nous avons dit que ces diverses congestions qui s'établissent généralement dans les parties du poumon où la circulation éprouve le plus de difficulté à se faire et dont le caractère actif est moins nettement dessiné que dans la fluxion, sont le propre des périodes avancées de la dothiénentérie. Aussi, comme à ce moment le muscle cardiaque est souvent dégénéré, on a cru tout naturel de rattacher à son altération la production de ces états congestifs. On sait que c'est sur cette opinion que nous venons, au nom de la Clinique, émettre des doutes. Avant de citer les faits qui ont entraîné notre conviction, il nous semble bon d'étudier ce qu'ont pensé à ce sujet les auteurs qui ont écrit sur la dothiénentérie.

II. — ESSAI HISTORIQUE.

En parcourant la littérature médicale, on s'aperçoit aisément que la nature et la pathogénie de ces lésions congestives tardives n'ont guère été étudiées. Avant les découvertes de Zenker, Weber, Hoffmann, Hayem, sur l'état des muscles et en particulier du cœur dans la fièvre typhoïde, on regarde généralement ces lésions comme dues au décubitus, à l'adynamie, à la faiblesse de la respiration ou à d'autres causes semblables; depuis ces découvertes, c'est le cœur qui est à peu près le seul coupa-

[1] Cazalis; *loc. cit.*

ble, et toutes ces congestions typhoïdiques peu actives doivent lui être attribuées. Mais passons successivement en revue les opinions des auteurs et examinons ce qui a trait aux accidents pulmonaires de la dothiénentérie.

On ne peut faire des recherches précises sur les complications de la fièvre typhoïde qu'à partir du commencement de ce siècle ; cette maladie était auparavant désignée sous des noms si divers, son étude était tellement divisée, qu'aucune des observations de cette époque n'est réellement instructive. Les travaux de Serres et Petit, Louis, Andral, Bretonneau et Trousseau, Chomel, ont dissipé les ténèbres et ont montré l'identité de toutes ces formes diverses de fièvres que l'on regardait comme autant d'entités morbides distinctes ; mais, plus préoccupés de l'étude nosologique que de l'étude clinique de la maladie, ces auteurs ne se sont guère attachés à décrire ses complications multiples et encore moins l'enchaînement et la pathogénie de ces complications. Il faut reconnaître, de plus, qu'ils n'avaient pas, pour venir à leur aide, les connaissances que nous possédons aujourd'hui sur l'auscultation du cœur et des poumons et sur les modifications apportées par la maladie dans les bruits normaux de ces organes.

Serres et Petit [1] rapportent dans leur Traité le cas d'un jeune homme qui fut dans le cours de sa fièvre atteint de péripneumonie ; les signes cliniques qu'ils donnent de cet accident et les lésions macroscopiques qu'ils trouvent à l'autopsie font croire qu'ils ont eu affaire là à de la splénisation ; ils n'en recherchent pas d'ailleurs l'explication. Louis [2], qui avait reconnu la fréquence de la splénisation pulmonaire, de préférence à l'inflammation vraie, et qui avait fort bien vu aussi l'état de ramollis-

[1] Serres et Petit ; Traité de la fièvre entéro-mésentérique. Paris, 1813.

[2] Louis ; Recherches anatomiques, cliniques et thérapeutiques sur la maladie connue sous le nom de fièvre typhoïde. Paris, 1829.

sement du cœur, recherche s'il n'y a pas quelque rapport de coïncidence entre cet état du cœur et la splénisation ; il avoue n'avoir pas trouvé que cette coïncidence eût lieu plus souvent qu'une coïncidence contraire. Il ajoute ce passage, que nous voulons souligner : « Bien que cette altération (la splénisation) se trouve à la partie la plus déclive des poumons, il n'est pas possible d'affirmer que la position du corps y ait eu beaucoup de part, les malades dont l'affection a traîné le plus en longueur l'ayant offerte dans une moindre proportion que ceux qui avaient succombé à une époque moins éloignée du début. Et cette conclusion doit paraître d'autant plus légitime, que la splénisation n'a pas suivi une marche très différente de celle de la plupart des autres lésions, sur la production desquelles, néanmoins, la position du corps ne paraît avoir aucune influence. »

Pour Bazin[1], les lésions pulmonaires de la dothiénentérie sont des lésions hyperémiques ; il en reconnaît trois degrés : la congestion simple, la splénisation et la carnification, que l'on a considérées, à tort d'après lui, comme étant de l'hépatisation, et l'apoplexie pulmonaire. Chomel[2] distingue, parmi les altérations du poumon, celles qui sont inflammatoires de celles qui sont simplement congestives ; mais, pour lui, l'engouement est le prélude de la mort. A mesure que les forces du malade diminuent, les lois physiques reprennent leur empire, les fluides s'accumulent dans les parties déclives et déterminent un engouement, qui est surtout remarquable dans les poumons, où il occupe constamment la partie postérieure et inférieure. Quant à Bouillaud[3], il appelle les accidents pulmonaires typhoïdiques un enchifrènement général des bronches, une pneumonie bâtarde ; le plus fréquent de tous est la splénisation, qui se trouve

[1] Bazin ; De la fièvre typhoïde. Th. Paris, 1834.

[2] Chomel; Clinique médicale, 1834.

[3] Bouillaud ; Clinique de la Charité, 1837, et Nosogr. méd., 1846.

surtout à la base et en arrière des poumons, et qui se rattache à ces inflammations vasculaires et à cette infection du sang qui constituent l'élément le plus essentiel de la fièvre typhoïde.

D'après Laënnec, les lésions pulmonaires dans les fièvres sont des inflammations bronchiques. Grisolle, Delarroque[1], au contraire, n'admettent pas l'inflammation et n'acceptent que le catarrhe des bronches et la splénisation. C'est le catarrhe bronchique qui, à l'avis de Jaccoud, produit, en oblitérant les petites bronches, le collapsus des lobules voisins et l'atélectasie ; on trouve encore dans le poumon des typhoïsants, par ordre de fréquence décroissante, la congestion hypostatique avec ou sans œdème, la splénisation et la pneumonie lobaire ou lobulaire. La splénisation est la lésion la plus commune, pour Andral[2].

Béhier[3], lui aussi, s'occupe plus de la nature des accidents thoraciques de la fièvre typhoïde que de leur pathogénie. Il déclare qu'il considère comme très rare la véritable inflammation ; les lésions sont de simples congestions offrant le caractère passif. Ce qui prouve ce caractère de passivité, c'est le rôle que joue la pesanteur dans leur développement; la nature congestive est démontrée par le bon effet des ventouses employées en grande quantité pour combattre les accidents. Du rôle du cœur, pas un mot. Aussi peu explicites sont Trousseau[4] et Valleix[5].

Chédevergne[6], comme Béhier, pose en principe que les manifestations pulmonaires de la fièvre typhoïde sont de nature congestive ; elles s'accompagnent souvent de sécrétions séreuses qui remplissent les alvéoles pulmonaires et se terminent quelquefois par une inflammation spéciale et par une véritable apo-

[1] Delarroque ; Traité de la fièvre typhoïde, 1847.

[2] Andral ; Traité de pathologie interne, 1848.

[3] Béhier ; De la fièvre typhoïde à forme thoracique et de son traitement. (Arch. gén. de Méd., novembre 1857.)

[4] Trousseau ; Clinique médicale de l'Hôtel-Dieu.

[5] Valleix ; Guide du médecin praticien, 1866.

[6] Chédevergne ; De la fièvre typhoïde et de ses complications. Th. Paris, 1864.

plexie (hémopneumonie). Moins affirmatif est Caisso[1], qui distingue, avec Chomel, les lésions inflammatoires de celles qui ne sont que congestives. Ces dernières, qu'il groupe sous le nom de pneumonies congestives, mais dont la description répond à la splénisation pulmonaire, sont le plus souvent hypostatiques; elles se montrent habituellement à une époque avancée de la maladie ; à cette période, les forces du malade ont diminué, les lois physiques tendent à l'emporter sur les lois vitales ; sous l'influence de la pesanteur, les liquides s'accumulent dans les parties déclives du poumon, et il en résulte une congestion passive.

Dans son étude clinique, Czernicki[2] dit peu de chose des lésions pulmonaires de la dothiénentérie ; divisant, avec Hirtz, cette maladie en deux périodes, il fait remarquer que dans la seconde, si le cas est grave et prolongé, le tissu pulmonaire est presque inévitablement frappé d'engouement. Il suppose très connue la pathogénie de cet accident, car il ajoute que le siège de cette splénisation, à la base des poumons, indique assez les causes et le mécanisme de sa formation.

Nous connaissons déjà l'opinion de Cazalis[3], aussi la rappellerons-nous brièvement. Tout état pulmonaire, chez un typhoïsant, est le fait d'un mouvement fluxionnaire, le plus souvent actif. Toutefois cette congestion pulmonaire peut changer de nature et devenir passive, dégénérant alors en pneumonie hypostatique ; ce qui se produit lorsque le malade, épuisé par la longueur et la gravité de l'évolution morbide, reste étendu sur le dos, que le cœur perd de sa force et que le sang perd de ses qualités nutritives et se décompose.

Les recherches sur l'état du muscle cardiaque font de grands

[1] Caisso ; Recherches cliniques et anatomo-pathologiques sur la fièvre typhoïde. Th. Montpellier, 1864.

[2] Czernicki ; Étude clinique sur la fièvre typhoïde. Th. Strasbourg, 1867.

[3] Cazalis ; *loc. cit*

progrès vers cette époque ; les travaux de Zenker, Weber, Hayem, Laveran, paraissent et signalent avec beaucoup de précision les altérations de la fibre musculaire et des artérioles du cœur. Il est facile, dès lors, d'expliquer les états congestifs du poumon. Nous ne saurions mieux faire que de rapporter l'annotation que Vallin fait, à ce sujet, au *Traité des maladies infectieuses* de Griesinger : « La tendance actuelle est d'attribuer la plupart des affections secondaires du poumon, les hypostases, l'œdème, les pneumonies lobulaires, etc., à la dégénérescence et à la paralysie du muscle cardiaque. L'impulsion trop faible de cet organe produit, comme dans l'asystolie consécutive aux lésions valvulaires, l'ischémie des artères et la stase des veines du poumon, la transsudation du sérum et l'effacement des vésicules pulmonaires comprimées à la fois par les capillaires distendus et le gonflement du tissu interstitiel. Toutes les fois que l'œdème ou l'hypostase semblaient avoir été la cause principale de la mort, Hoffmann a trouvé les degrés les plus avancés de la dégénérescence cardiaque. » Griesinger [1] avait cependant regardé comme assez problématique cette influence prépondérante de l'état cardiaque et s'était demandé, avec Traube, si l'obstruction des bronches ou l'influence irritante des produits sécrétés ne pouvaient pas contribuer au développement des congestions typhoïdiques.

Mais l'impulsion était donnée et la filiation des accidents semblait trop nette pour ne pas séduire. Destais [2], Guillermet [3], considèrent l'état de dégénération du cœur comme la cause la plus fréquente de la congestion pulmonaire tardive et des splénisations. Destais, il faut le reconnaître, est moins affirmatif que Guillermet, et quoiqu'il rapproche ces lésions congestives typhoï-

[1] Griesinger ; Traité des maladies infectieuses.

[2] Destais ; Considérations sur quelques accidents pulmonaires de la fièvre typhoïde. Th. Paris, 1877.

[3] Guillermet ; Complications pulmonaires de la fièvre typhoïde. Th. Paris, 1878.

diques de celles que l'on trouve dans les maladies organiques du cœur, il fait observer qu'il ne veut pas rattacher exclusivement ces désordres de la circulation pulmonaire à la dégénérescence du cœur, et il considère comme autant de causes qu'il faut mettre en ligne de compte l'adynamie profonde du sujet, le décubitus prolongé qui en résulte ; l'influence du système nerveux lui paraît fort plausible dans la pathogénie de la broncho-pneumonie, et, se basant sur les expériences de Schiff, il pense que celle-ci pourrait bien tenir à un désordre du système nerveux aboutissant à une diminution d'action des nerfs vagues. Dans Murchison [1], Niemeyer [2], nous ne trouvons absolument rien sur le sujet qui nous intéresse. Quant à Marvaud [3], renversant les rapports établis chez les typhoïsants entre le cœur et les poumons, il cite plusieurs observations où des congestions intenses du poumon occasionnèrent la mort subite en favorisant la formation de caillots dans le cœur droit par obstacle mécanique au renouvellement du sang.

Dans ses Leçons cliniques, Bernheim [4] adopte les idées du jour et enseigne que l'altération musculaire du cœur joue un grand rôle dans le mécanisme de l'hypostase pulmonaire ; hypostase pulmonaire, cœur flasque et mou, ce sont deux lésions intimement liées l'une à l'autre. Guéneau de Mussy [5], au contraire, combat énergiquement cette origine cardiaque des congestions dites hypostatiques et avoue qu'il serait difficile d'affirmer que dans ces soi-disant hypostases un élément irritatif, comme l'ont soupçonné Griesinger et Traube, quel qu'en fût le point de départ,

[1] Murchison ; La fièvre typhoïde, 1878.

[2] Niemeyer ; Traité de pathologie interne.

[3] Marvaud ; Mort subite et par syncope dans la fièvre typhoïde avec symptômes thoraciques, (Arch. gén. de Méd., 1880.)

[4] Bernheim ; Leçons de Clinique médicale.

[5] Guéneau de Mussy ; Clinique médicale.

ne s'est pas combiné avec les conditions mécaniques qui lui offraient un terrain prédisposé.

Quoique ne s'occupant pas précisément du sujet que nous traitons, Vazeille[1] fait ressortir de ses observations une remarque que nous voulons signaler, car elle a bien son poids dans la pathogénie des accidents pulmonaires de la dothiénentérie : c'est que l'une des causes de l'apparition de ces derniers est l'existence d'antécédents morbides du côté des voies respiratoires, antécédents qui semblent créer de ce côté un terrain favorable au principe infectieux de la fièvre typhoïde pour son développement. Traitant dernièrement de la forme cardiaque de la fièvre typhoïde, Willaume[2], élève de Bernheim, met sur le compte des troubles de l'innervation cardiaque les congestions pulmonaires qu'il a observées chez les sujets cités dans sa Thèse ; à la lecture de ces observations, il paraîtrait que ces congestions fussent le fait bien plus des troubles nerveux que des troubles cardiaques.

En résumé, nous voyons qu'on s'est peu occupé des relations qui peuvent exister dans la fièvre typhoïde entre l'état du cœur et les troubles pulmonaires ; pour la plupart de ceux qui se sont posé le problème, le poumon est tributaire du cœur. On sait déjà que nos observations nous ont acquis une opinion contraire ; y a-t-il lieu de s'en étonner ? Pas du tout. On a voulu comparer ce qui se passe dans la fièvre typhoïde à ce qui se passe dans les maladies valvulaires du cœur ; c'est à tort, croyons-nous. Nous dirons d'abord que, même chez les cardiaques, les lois de la mécanique n'expliquent pas tout ; Rendu a bien étudié cette question. Toutefois si, chez l'asystolique, le poumon subit facilement le contre-coup de l'affaiblissement du cœur, c'est parce

[1] Vazeille ; Complications pulmonaires de la fièvre typhoïde simulant la tuberculose. Th. Paris, 1885.

[2] Willaume ; Forme cardiaque de la fièvre typhoïde. Th. Nancy, 1887.

que tous les organes du cardiaque sont plus ou moins altérés par le fait même des troubles profonds de la nutrition, qui se produisent lentement, mais fatalement ; ces organes ne sont plus capables de réagir au moment voulu, et la congestion s'établit passivement. Dans une maladie aiguë, les choses se passent d'une autre façon : les organes ont relativement encore assez d'énergie pour réagir, et, tant que leur appareil vaso-moteur fonctionne, ils peuvent lutter, et avec avantage, contre des troubles purement mécaniques.

Laissons à présent parler les faits et parcourons les observations qui nous ont donné nos convictions à cet égard.

CHAPITRE II.

OBSERVATIONS.

Nous avons groupé nos Observations en trois séries : Dans une première, nous avons placé les cas où les phénomènes pulmonaires ont occupé toute la scène ou bien ont été de beaucoup prédominants ; nous avons donné à la réunion de ces faits le nom de série pulmonaire ; parallèlement à l'état des poumons, nous y étudions l'état du cœur. Dans un deuxième groupe de faits, que nous avons réunis sous la dénomination de série cardio-pulmonaire, nous avons rangé tous les cas où les troubles pulmonaires et les troubles cardiaques se sont trouvés mêlés, et nous avons essayé de faire ressortir leur indépendance mutuelle. Enfin une troisième série désignée sous le nom de série cardiaque a été composée des Observations où le cœur seul a été lésé ; l'état des poumons y a été soigneusement relevé.

A. Série pulmonaire.

Il semblerait que nous dussions faire, dans cette série, des groupes spéciaux de chacune des différentes espèces anatomiques de congestions typhoïdiques, et classer à part les simples congestions, les splénisations, les broncho-pneumonies, les spléno-pneumonies ; mais nous nous voyons presque obligé de les étudier en bloc, attendu que ces lésions sont le plus souvent associées les unes aux autres ou se succèdent dans le cours de la maladie. Nous ne ferons donc pas de subdivisions, et nous passerons en revue, sous la même rubrique, toutes ces diverses lésions pulmonaires.

PREMIÈRE OBSERVATION.

Dothiénentérie; Congestion pulmonaire intense; Foyer de broncho-pneumonie; Pas de troubles cardiaques. — Guérison.

La nommée X..., Marie, domestique, âgée de 20 ans, entre, le 4 août 1887, dans la salle Sainte-Catherine n° 2; elle semble être arrivée au sixième jour de sa fièvre.

Les poumons sont simplement congestionnés; il y a des râles crépitants assez fins aux deux bases. Le cœur se contracte bien, quoique rapidement; le bruit systolique est très net à la base, les battements sont réguliers. Pouls un peu petit. T. soir 40°,4.

9. Cœur toujours en bon état; contractions franches et énergiques. Aux poumons, congestion broncho-pulmonaire très étendue; râles sous-crépitants même en avant. Stupeur très prononcée; température élevée. T. soir 40°. — On ajoute au traitement de l'acétate d'ammoniaque et des frictions excitantes de la peau.

10. Congestion broncho-pulmonaire persiste intense. T. 39°,6.

11. Cœur fonctionne bien. Congestion broncho-pulmonaire augmente encore; dyspnée intense. T. soir 39°,8.

12. On constate un foyer de broncho-pneumonie à la partie supérieure du poumon droit: souffle, crépitants, résonnance de la voix; pas de point de côté ni d'expectoration; dyspnée intense. État général grave. T. soir 39°,6.

13. État général toujours très grave. Congestion broncho-pulmonaire excessivement intense; râles très abondants même en avant; à la partie supérieure du poumon droit, le souffle persiste, mais les crépitants sont un peu moins fins. Pouls un peu faible, mais très régulier; bruits cardiaques très nets et pas soufflants; les battements sont seulement rapides et rappellent le rythme fœtal. T. soir 38°,8. — On applique de nombreuses ventouses.

15. État général meilleur. T. 38°,8. Râles pulmonaires abondants même en avant, mais il n'y a plus de signes de lésions en foyer. Cœur excellent. Jours suivants, état typhoïde s'amende. Cœur en très bon état. Râles persistent dans toute l'étendue de la poitrine.

22. Convalescence: les poumons sont toujours fortement congestionnés dans toute la hauteur.

Courant de septembre. La convalescence est traînante ; le sommet gauche présente des signes d'induration pulmonaire.

3 octobre. La malade sort guérie. Il n'y a plus rien aux poumons.

OBSERVATION II.

Dothiénentérie ; Congestion pulmonaire excessive ; Broncho-pneumonie ; Troubles nerveux ; Pas de phénomènes cardiaques. — Décès.

Bale, Marie, domestique, âgée de 16 ans, entre, le 7 septembre 1887, dans le service de M. le professeur Laget, salle Sainte-Catherine n° 6.

Fièvre typhoïde dans le cours du deuxième septénaire ; somnolence entrecoupée de délire d'action ; température élevée ; incontinence d'urine ; diarrhée abondante. Violente congestion broncho-pulmonaire ; râles sous-crépitants et sibilants, très serrés même sous les clavicules. Dyspnée, pas d'expectoration ni de toux. Bruits cardiaques nets ; le systolique très distinct à la base ; pouls un peu dépressible.

9 septembre. Délire, puis état comateux persistant. Cœur en bon état. Poumons respirent encore plus mal ; on entend à peine le murmure vésiculaire, qui est couvert par un véritable bruit de tempête.

12. L'état comateux prédomine ; les râles sous-crépitants et sibilants remplissent la poitrine et couvrent en partie les bruits cardiaques. Ceux-ci sont cependant perceptibles et très réguliers ; pouls un peu mou et dépressible, mais pas petit. — On insiste sur l'acétate d'ammoniaque, l'extrait de quinquina, le cognac, les ventouses.

14. Beaucoup de râles toujours dans la poitrine ; crépitants assez fins vers les bases, surtout la droite ; pas de souffle ; respiration très obscure. Les bruits du cœur, moins cachés, sont reconnus très nets ; pouls pas trop dépressible. — On ajoute au traitement des frictions vinaigrées.

16. Stupeur très prononcée. Langue sèche. Sous-crépitants dans toute la poitrine ; en quelques points, foyers de broncho-pneumonie avec résonance de la voix, respiration soufflante et crépitants ; dyspnée, pas d'expectoration. Cœur se contracte d'une façon satisfaisante, il est très régulier ; pouls assez fort.

Ces troubles persistent pendant deux semaines encore, mais sont bientôt masqués par des phénomènes nerveux intenses: délire persistant, contractures passagères dans les membres, trismus, raideur des muscles dorso-lombaires, égarement des yeux ; puis eschares au sacrum et aux trochanters. L'auscultation de la malade, quoique rendue très difficile par l'état nerveux, permet de constater toujours les signes de la broncho-pneumonie. Le cœur tient bon, et sa force ne diminue que dans les derniers jours de la vie ; le pouls devient également de plus en plus dépressible.

1er octobre. Mort avec des phénomènes ataxo-adynamiques. L'autopsie n'a pu être faite.

Ce cas est remarquable à un double titre: d'abord, à cause des complications pulmonaires, d'une intensité excessive, dont le cœur ne devait pas être accusé ; en second lieu, à cause des troubles du système nerveux que la malade présentait dès son entrée à l'hôpital. Rapprochés les uns des autres, ces deux ordres de complications offrent un grand intérêt, et nous verrons plus tard si ces phénomènes nerveux ne peuvent pas entrer pour une certaine part dans la production des phénomènes pulmonaires.

OBSERVATION III.

Dothiénentérie ; Congestion et splénisation pulmonaires ; Puis, signes de spléno-pneumonie ; Phénomènes péritonéaux ; Troubles cardiaques secondaires et passagers. — Guérison.

Seyler, Marie, bonne, âgée de 23 ans, entre le 5 octobre 1887, salle Sainte-Catherine nº 2. Elle est au dixième jour de sa fièvre typhoïde. Bronchite disséminée peu intense. Cœur bat un peu rapidement, mais se contracte très bien. Pouls assez plein. T. soir 41°.

9. Bronchite devient intense ; cœur se contracte bien ; pouls pas dépressible.

10. Il se manifeste de la congestion pulmonaire ; il y a eu quelques crachements de sang. Bon cœur et bon pouls. Éruptions de taches rosées sur la poitrine.

12. Congestion broncho-pulmonaire devient intense; les râles

sibilants et sous-crépitants s'entendent même en avant. Crachements de sang abondants. La systole se fait bien; le pouls est un peu faible, mais pas trop dépressible.

14. Mêmes signes pulmonaires. La systole faiblit un peu; pouls plus dépressible, mais encore très régulier.

15. Persistance des troubles pulmonaires. Cœur devient très faible; contractions très irrégulières comme force et comme rythme; pouls très petit et irrégulier. Le ventre devient très ballonné et douloureux. — On donne de la caféine.

16. Persistance des mêmes phénomènes.

17. Il y a toujours une violente congestion pulmonaire avec râles même en avant; grande obscurité des deux bases. Cœur toujours très faible; systole s'entend à peine; mais les contractions sont plus régulières, soit comme rythme, soit comme intensité; pouls très petit.

18. Phénomènes pulmonaires persistent. Cœur bien faible et bien irrégulier; pouls filiforme. Ventre douloureux et très ballonné; vomissements.

19. Mêmes phénomènes; le rythme cardiaque est le suivant: deux contractions suivies d'une pause durant autant que les deux contractions; pouls très petit et en rapport avec l'état du cœur. Mêmes phénomènes du côté de l'abdomen; plus de vomissements.

20. Le cœur bat toujours de la même façon; pouls bien misérable. Ventre énormément tympanisé et douloureux à la pression. Aux poumons, grande obscurité de la respiration; peu de sonorité; râles sibilants et sous-crépitants assez fins disséminés. A la base gauche, foyer avec souffle, bronchophonie; crachements de sang, toux.

22. Le cœur redevient régulier; le pouls aussi. Ventre un peu moins ballonné et douloureux, grâce à l'emploi du charbon iodoformé. Phénomènes pulmonaires plus accusés; à la moitié inférieure du poumon gauche, le foyer persiste, mais devient perméable à l'air; on entend de gros crépitants. A la base droite, autre foyer presque aussi considérable que celui de gauche, avec respiration soufflante et crépitants fins. Dans le reste des poumons, râles sibilants et crépitants.

23. Troubles pulmonaires identiques. Cœur très régulier; battements précipités, mais pouls moins dépressible. Amélioration du côté du ventre. État général meilleur; la malade demande à manger.

26. Persistance des mêmes lésions pulmonaires; systole cardiaque

régulière, mais fortement affaiblie ; diminution des troubles intestinaux ; plus de fièvre ; bon état général.

27. Poumons fonctionnent mieux ; râles moins nombreux et plus gros ; le souffle diminue ; assez de toux. Cœur reprend de l'énergie. Le ventre va mieux.

28. Persistance de l'amélioration pulmonaire ; les râles ont bien diminué ; on n'entend plus de souffle. A la base droite, obscurité de la respiration continue, il y a là des crépitants fins ; à ce niveau, point douloureux. Cœur fonctionne bien.

30. Signes de spléno-pneumonie à la base gauche : matité, broncho-égophonie, absence des vibrations thoraciques, abolition du murmure vésiculaire et souffle voilé aux deux temps. A la base droite, mêmes signes qu'avant-hier. Un peu de dyspnée ; toux ; expectoration muco-purulente. Cœur fonctionne très bien ; systole très nette. État général excellent,

31. Mêmes signes pulmonaires ; cœur toujours excellent.

2 novembre. Signes pulmonaires s'amendent ; la respiration s'entend beaucoup mieux à droite ; à gauche, le souffle, moins étendu, est seulement expiratif.

4. Troubles pulmonaires s'amendent de plus en plus ; il n'y a plus que quelques râles disséminés de la respiration. État général bon.

10. Convalescence complète : plus de râles dans la poitrine ; il ne reste plus qu'un peu d'obscurité aux bases.

15. Sort guérie.

Il est difficile, croyons-nous, de trouver un cas plus instructif que celui-là. Au commencement du troisième septénaire, apparaissent les signes d'une congestion pulmonaire intense ; le cœur tient bon quelques jours, puis faiblit un peu. A ce moment, éclatent des troubles insolites du côté de l'abdomen : ballonnement excessif, douleur très vive à la pression, auxquels se joignent bientôt des vomissements abondants ; on craint une péritonite. En même temps, le cœur, jusque-là très régulier, s'affole, puis bat à peine ; le pouls devient filiforme. Ces phénomènes alarmants durent une semaine environ. Ils disparaissent peu à peu ; le cœur rentre dans l'ordre, tandis que les phénomènes péritonéaux s'amendent. Pendant ce temps, que deviennent les altérations pulmonaires? Elles poursuivent leur marche croissante; aux signes de la congestion s'ajoutent alors ceux de la splénisation, et, lorsque le cœur rentre dans le calme, les deux bases sont splénisées. Les signes morbides semblent diminuer au bout de quelques jours, mais bientôt font leur réapparition sous la forme de spléno-pneumonie.

Cette observation montre bien déjà la relation étroite qui existe entre ces diverses variétés de congestions pulmonaires que nous étudions ici ; ce n'est pas tout : elles montrent surtout que les lésions pulmonaires n'ont été influencées en rien par l'état du cœur. On pouvait croire qu'au moment où le cœur reprenait de l'énergie, ces lésions allaient, sinon disparaître, au moins cesser de s'accroître ; c'est ce qui n'est pas arrivé. Les troubles pulmonaires ont atteint une violence inouïe et ont prolongé la maladie pendant plusieurs semaines.

A quoi maintenant faut-il attribuer cette défaillance momentanée du cœur? Faut-il penser à une altération de la fibre musculaire? Ce n'est pas notre avis : le cœur, si on l'a remarqué, s'est affolé quand des symptômes morbides ont apparu du côté du péritoine ; il s'est réglé sur eux, augmentant avec eux, et s'est calmé lorsqu'ils se sont calmés eux-mêmes. Nous considérons donc ces troubles cardiaques comme simplement réflexes ; et ce qui nous confirme dans notre opinion, c'est, malgré l'intensité des phénomènes, leur rapide disparition.

OBSERVATION IV.

Fièvre typhoïde ; Congestion pulmonaire tenace ; Parésie momentanée du cœur. Guérison.

Le nommé Barn., François, chauffeur, âgé de 18 ans, entre, le 6 juin 1887, dans le service de M. le professeur Nicolas Duranty, salle Saint-Joseph n° 28. Il commence le deuxième septénaire quand il arrive à l'hôpital.

Bronchite généralisée avec congestion aux bases. Cœur se contracte bien, sans irrégularités ; pouls peu fréquent ; température élevée 40°,5.

7 juin. Même état. T. soir 41°. — On donne l'antipyrine.

8. Congestion pulmonaire plus marquée, surtout aux bases. Cœur va très bien. T. soir 40°,2.

9. Congestion plumonaire encore plus marquée ; à droite, dans une bonne moitié du poumon, râles sous-crépitants fins. Cœur en très bon état. T. 40°,4.

10-11. État stationnaire.

12. État pulmonaire s'amende. Cœur fonctionne bien. T. soir 40°,8.

13. Amélioration pulmonaire persiste.

14. T. soir 41°,2. — On avait supprimé l'antipyrine.

15. La congestion pulmonaire angmente ; cœur se contracte énergiquement. T. soir 38° ; mais on a donné dans la journée 3 gram. antipyrine.

16. Foyer de congestion intense dans la moitié inférieure du poumon droit. Bon cœur. La température s'élève de nouveau.

18. État pulmonaire plus grave ; râles sous-crépitants plus nombreux dans la poitrine ; un peu de dyspnée ; pas d'expectoration.

20. État pulmonaire toujours grave ; la congestion est tenace. La systole cardiaque semble s'affaiblir un peu. — On donne du citrate de caféine.

21. Persistance des troubles pulmonaires ; le cœur s'est relevé. La diarrhée est forte. La température s'élève.

24. Congestion pulmonaire augmente ; cœur se contracte bien. Diarrhée très forte. T. soir 40°,2.

28. Amélioration.

4 juillet. Gros râles crépitants dans toute la poitrine ; la systole cardiaque est forte, mais un peu soufflante ; le pouls prend de la force, il n'y a pas d'irrégularités. Le malade est éveillé, a de l'appétit. Diarrhée moins forte ; fièvre diminue.

9. Toujours râles crépitants disséminés dans toute la poitrine. Le cœur et le pouls sont bons. La convalescence s'accentue.

11. Mêmes râles.

13. Ils disparaissent peu à peu ; le malade est en pleine convalescence.

OBSERVATION V.

Dothiénentérie; Broncho-pneumonie vers la fin du deuxième septénaire; Pas de troubles cardiaques. — Guérison.

Blanc, Christine, âgée de 17 ans, entre, le 2 juin 1887, dans le service de M. le professeur Nicolas Duranty, salle Sainte-Élisabeth n° 31. La fièvre typhoïde semble être arrivée vers le quinzième jour.

Signes de broncho-pneumonie, avec grand foyer pseudo-lobaire à la base droite : souffle, crépitants fins, résonance de la voix et augmentation des vibrations; vers la partie moyenne gauche, autre foyer, mais plus limité. Pas de toux, ni de dyspnée, ni d'expectoration. Bruits du cœur très nets; pouls fréquent, dur, pas dépressible et très régulier. T. 40°.

4 juin. État pulmonaire identique, Cœur excellent. T. soir 41°. — On donne 3 gram. antipyrine.

5. Mêmes phénomènes ; sous l'influence de l'antipyrine, la température s'est maintenue toute la journée à 36° ; aussi le soir faut-il donner des excitants.

6. Le poumon gauche semble être moins pris; légère toux. Cœur excellent ; bon état général.

7-8-9. Persistance des troubles pulmonaires. Il y a apyrexie complète.

10. Râles pulmonaires diminuent ; pas de troubles fonctionnels du côté des poumons. Cœur fonctionne normalement.

La fièvre fait sa réapparition, puis décroît d'une façon un peu irrégulière.

Jours suivants. Les phénomènes pulmonaires s'amendent peu à peu.

22. Convalescence.

OBSERVATION VI.

Dothiénentérie; Congestion et splénisation pulmonaires; Phénomènes nerveux; Pas de troubles cardiaques. — Décès.

David, Marie, 29 ans, entre, le 28 août 1887, dans le service de M. le professeur Laget, salle Sainte-Catherine n° 8. Elle entre dans le courant du deuxième septénaire de sa fièvre ; elle a une diarrhée très abondante ; dès son entrée, tendance au délire.

29 août. Aux poumons, pas d'altérations ; le cœur se contracte bien et régulièrement ; pouls pas dépressible.

31. L'état s'est aggravé: congestion pulmonaire intense; aux bases, obscurité de la respiration et submatité. Cœur très régulier ; bruits très bien frappés ; pouls un peu dépressible. État général mauvais : diarrhée intense malgré l'emploi de l'iodoforme et du sous-nitrate de bismuth. Temp. 40° tous les soirs. Délire nocturne.

1-2-3 septembre. L'état pulmonaire devient de plus en plus grave: râles sous-crépitants même en avant ; aux bases, signes de splénisation intense. Au cœur cependant, les bruits, quoique un peu affaiblis, s'entendent toujours indistinctement ; la systole est bien frappée, même à la base ; pas de souffle, battements très réguliers ; pouls dépressible. État général de plus en plus mauvais ; délire d'action . Température très élevée.

4. La malade meurt.

OBSERVATION VII (résumée).

Dothiénentérie ; Congestion pulmonaire au commencement du troisième septénaire; Pas de troubles cardiaques. — Guérison.

Prudon, Charles, 16 ans, entre, le 6 août 1887, salle Aillaud n° 31.

Fièvre typhoïde vers le huitième jour ; simple hyperémie pulmonaire ; contraction du cœur très nette. Ces phénomènes persistent les jours suivants, sans grande modification,

13 août. A la simple hyperémie pulmonaire s'est ajoutée de la congestion aux bases : obscurité de la respiration ; submatité, sous-crépitants. Cœur en bon état ; pouls pas dépressible.

La congestion pulmonaire diminue graduellement et le malade sort vers la fin du mois.

OBSERVATION VIII (Résumée).

Fièvre typhoïde ; Congestion pulmonaire ; Pas de désordres cardiaques.—Guérison.

Faure, Lucienne, ménagère, 28 ans, entre à la salle Sainte-Catherine n° 1, le 8 août 1887; elle finit le premier septénaire de sa fièvre.

9 août. Aux poumons, congestion marquée avec prédominance aux bases, où il y a de la submatité et une grande obscurité du murmure vésiculaire.

10. Congestion pulmonaire toujours intense ; bruits du cœur bien frappés ; à la base, souffle doux au premier temps, éclat du deuxième bruit.

11. Même état ; systole cardiaque toujours énergique.

13-14. Les lésions pulmonaires s'amendent.

21. Malade sort convalescente.

OBSERVATION IX (résumée).

Dothiénentérie ; Congestion pulmonaire dans le cours du troisième septénaire ; Un peu de parésie cardiaque. — Guérison.

Ferrero, François, maçon, 24 ans, entre, le 4 juillet 1887, dans le service de M. le professeur Nicolas Duranty, salle Saint-Joseph n° 11. La fièvre est au dixième jour ; taches rosées lenticulaires sur l'abdomen.

5 juillet. Hyperémie généralisée aux poumons ; cœur fonctionne bien ; pouls pas dépressible, régulier, pas trop fréquent.

9. Mêmes phénomènes ont persisté sans changement.

11. Congestion assez marquée aux bases des deux poumons ; cœur régulier et bruits nettement frappés ; la systole est légèrement soufflante. La température s'est un peu élevée.

13. Les râles sous-crépitants qu'on entendait dans toute l'étendue des poumons diminuent légèrement ; cœur régulier ; la systole présente toujours un souffle doux. Température s'abaisse ; état général meilleur.

18. L'amélioration s'accentue ; la base du poumon gauche est cependant toujours obscure à l'auscultation. Systole cardiaque énergique, encore un peu soufflante.

Fin juillet. Convalescence.

OBSERVATION X.

Fièvre typhoïde ; Congestion et splénisation pulmonaires ; Parésie cardiaque. Guérison.

Laur, Victor, forgeron, 25 ans, entre, le 20 octobre 1887, dans le service du professeur Laget, salle Aillaud n° 32. Il finit le premier septénaire de sa fièvre. Hyperémie pulmonaire, fatiguant beaucoup e malade par la toux. Cœur en bon état.

22. Même état.

25. Les phénomènes pulmonaires persistent ; le cœur bat bien ; le pouls est dicrote.

28. Les troubles pulmonaires persistent ; râles sonores dans toute la poitrine ; aux bases, surtout à la droite, obscurité marquée de la respiration, submatité, râles sous-crépitants abondants. Les bruits du cœur sont un peu sourds ; systole légèrement soufflante à la pointe ; pouls très dicrote.

29. Phénomènes pulmonaires un peu moins intenses.

31. La congestion pulmonaire est redevenue plus forte ; sous-crépitants disséminés même en avant. Systole cardiaque un peu molle ; souffle systolique à maximum mitral.

4 novembre. Phénomènes pulmonaires toujours marqués ; respiration très obscure surtout à la base droite ; sous-crépitants disséminés ; expectoration légèrement sanglante. Au cœur, systole toujours molle et sourde ; second bruit bien frappé ; on n'entend plus de souffle ; pouls excessivement dicrote.

7. Même intensité des phénomènes pulmonaires ; les deux bases sont splénisées ; dans le reste des poumons, respiration obscure et râles sous-crépitants. Cœur à rythme fœtal, mais les bruits sont nets et bien frappés ; pouls dicrote.

10. Amendement considérable dans les troubles pulmonaires ; les bases sont simplement un peu obscures ; quelques râles crépitants. Cœur bat bien ; léger souffle systolique mitral et pulmonaire.

15. Amélioration constante.

20. Convalescence.

OBSERVATION XI.

Fièvre typhoïde ; Broncho-pneumonie ; Puis, signes de splénisation pulmonaire qui persiste à gauche en prenant les caractères de spléno-pneumonie ; Péricardite Pas de phénomènes cardiaques.

Lafon, Jules, lithographe, 19 ans, entre, le 5 octobre 1887, dans le service du professeur Laget, salle Aillaud n° 9. Il arrive vers le sixième jour de la maladie.

Très légère bronchite ; un peu de toux ; le cœur se contracte bien ; il n'y a pas de souffles ; pouls dicrote.

9. Bronchite toujours légère ; cœur en bon état ; pouls devient plus dépressible.

10-11. Rien de nouveau à noter.

12. Respiration très obscure avec râles sous-crépitants disséminés; vers la pointe des deux omoplates, foyer assez limité avec souffle, résonance de la voix, crépitants fins. La systole est nette; pouls toujours très dépressible. État typhoïde assez prononcé.

14. Le foyer de broncho-pneumonie s'est étendu un peu à gauche ; pas de modifications du cœur et du pouls.

15-16-17. Persistance des mêmes phénomènes ; état typhoïde toujours très prononcé.

18. La respiration se fait mieux à droite, elle est moins soufflante, les râles y sont moins nombreux. A gauche, le foyer est plus considérable, il occupe près d'une moitié du poumon ; bouffées de râles crépitants, souffle, résonance exagérée de la voix. toux, dyspnée, mais pas d'expectoration. Systole un peu prolongée, mais énergique; pouls pas trop petit.

20. Respiration toujours soufflante dans toute la poitrine, mais il y a moins de râles; le foyer gauche reste stationnaire; toux persistante. La systole, quoique un peu prolongée, est nette ; pouls dépressible.

22. Lésions pulmonaires s'amendent un peu ; la base droite est toujours obscure ; le souffle persiste à gauche, mais il est moins intense. Il y a toujours des sous-crépitants disséminés dans toute la poitrine. Le cœur se contracte bien ; l'état général devient meilleur.

26. L'état pulmonaire reste stationnaire ; le cœur est toujours en très bon état. État général satisfaisant.

31. Le cœur se maintient bien ; l'état général n'est pas mauvais, malgré un délire qui existe depuis quelques jours. La base droite reste obscure et submate; mais les signes ont changé à gauche: dans le tiers inférieur, matité absolue, souffle voilé aux deux temps, diminution des vibrations thoraciques, quelques râles crépitants. Dans le reste des poumons, râles sous-crépitants disséminés.

3 novembre. Mêmes signes dans la moitié inférieure du poumon gauche ; le reste des poumons fonctionne assez bien. Frottements de péricardite depuis la veille ; le cœur va bien ; la convalescence se dessine.

10. Bon état général; le délire cesse peu à peu. Au péricarde, frottement aux deux temps du cœur, qui se contracte bien. Les signes de spléno-pneumonie persistent à la base gauche: matité absolue, souffle doux, abolition du murmure vésiculaire et des vibrations thoraciques, égophonie; l'espace de Traube est sonore; le cœur n'est pas déplacé. En arrière, en auscultant la zone où existe la matité, on entend les bruits du cœur très forts.

14. Le frottement péricardique a disparu; le cœur est énergique; le pouls est bon. Les troubles pulmonaires persistent identiques.

16. Le malade se plaint d'un violent point de côté, à gauche; les signes de spléno-pneumonie remontent jusqu'au tiers supérieur du poumon et s'entendent en avant jusqu'au deuxième espace intercostal; dyspnée, toux, pas d'expectoration. Le cœur n'est pas déplacé, se contracte fréquemment, mais bien; l'espace de Traube est sonore; fièvre; un peu de délire.

21. Mêmes signes au poumon gauche.— On fait une pontion avec la seringue de Pravaz et l'on retire trois gouttes de liquide un peu louche.

22. Ponction avec le trocart moyen de Potain dans le septième espace intercostal, ligne axillaire; il ne s'écoule pas de liquide. Quand on retire la canule, on y trouve un peu de sang; le poumon a été ponctionné.

28. Deuxième ponction un peu au-dessous de la pointe de l'omoplate; même résultat négatif. Un peu de sang spumeux au bout de la canule.

2 décembre. L'état général devient meilleur; langue bonne; appétit, quoiqu'il y ait encore de la fièvre le soir; pas de frissons, le délire a cessé depuis plusieurs jours; les lésions pulmonaires sont identiques.

L'histoire de ce typhoïsant est certainement instructive au point de vue où nous nous sommes placé; mais elle montre bien aussi avec quelle facilité les diverses formes de congestion pulmonaire se succèdent dans la dothiénentérie. Ainsi, au début, la congestion revêt le masque de la broncho-pneumonie; elle l'abandonne bientôt pour prendre, d'un côté celui de la simple splénisation, de l'autre celui de la spléno-pneumonie, qu'elle garde pendant des semaines entières. Nous tenons également à faire remarquer que, chez ce malade, les phénomènes nerveux ont été importants : prostration profonde pendant le deuxième septénaire, puis délire persistant.

B. Série cardio-pulmonaire.

Dans les observations de cette série, le cœur et les poumons ont été atteints simultanément ou à tour de rôle. Opposer les deux ordres de phénomènes morbides ; étudier l'influence que les uns peuvent avoir exercée sur les autres : tel a été le sens dans lequel ces observations ont été prises.

Observation XII.

Dothiénentérie : Violente congestion broncho-pulmonaire à partir du deuxième septénaire ; Affaiblissement et irrégularités du cœur. — Guérison.

Fabron, Louis, cordonnier, 28 ans, entre, le 21 mai 1887, dans le service de M. le professeur Nicolas Duranty, salle Saint-Joseph n° 19. La fièvre est au cinquième jour.

23. Hyperémie pulmonaire intense et généralisée ; au sommet gauche, gros crépitants ; le cœur se contracte bien. Le tracé sphygmographique est régulier, il indique seulement une diminution de tension.

25. Même état.

26. Hyperémie pulmonaire augmente ; cœur sain.

27. Persistance des lésions pulmonaires ; la systole devient un peu molle et soufflante ; le pouls est dépressible.

28. Les deux bases des poumons se congestionnent encore plus ; le pouls et le cœur vont mieux ; la systole est encore un peu soufflante à la pointe et à la base.

29. La congestion est généralisée à toute la hauteur des poumons ; le malade est un peu cyanosé. Le cœur est fort ; le pouls n'est pas dépressible.

30. Congestion pulmonaire toujours intense, surtout à gauche ;

crachats sanglants de congestion. Cœur va bien, mais le pouls est rapide.

31. Même état pulmonaire ; le sommet gauche paraît toujours plus pris.

1er juin. La congestion pulmonaire persiste intense ; le cœur devient irrégulier ; le pouls est dépressible. État typhoïde intense ; ballonnement du ventre excessif ; taches rosées abondantes sur l'abdomen ; rétention d'urine.

2. L'état pulmonaire s'amende un peu ; les râles sont plus gros ; le cœur est devenu plus régulier ; la contraction est plus énergique.

3. La congestion broncho-pulmonaire tend de plus en plus à la résolution, seul le sommet gauche est encore pris sérieusement : respiration très soufflante, rudesse de la toux et de la voix. Cœur se contracte régulièrement ; pouls pas mauvais ; état général meilleur.

4-5-6. Amélioration progressive ; encore quelques gros râles disséminés dans la poitrine. Le sommet gauche, qui avait assombri le pronostic, se décongestionne comme le reste des poumons.

8-9. Le malade entre en pleine convalescence.

18. Sort guéri.

Dans ce cas, il semblerait que l'on dût mettre les troubles du cœur sur le compte de l'intensité de la congestion pulmonaire. Dès le début, il se produit une violente hyperémie broncho-pulmonaire, et au bout de peu de jours apparaissent des signes de parésie cardiaque ; mais la congestion augmente et le cœur, un certain temps après, faiblit davantage et devient irrégulier. Puis l'état pulmonaire s'amende, et avec lui l'état du cœur, dont les contractions redeviennent régulières et énergiques. Le cœur s'est donc ici réglé sur le poumon; peut-être faut-il aussi, comme dans l'Obs. III, mettre l'arythmie cardiaque sur le compte du ballonnement excessif de l'abdomen.

OBSERVATION XIII.

Dothiénentérie ; Signes de parésie cardiaque ; Congestion broncho-pulmonaire intense. — Guérison.

Rossi, Oreste, sculpteur, 26 ans, entre, le 7 juin 1887, dans le service de M. le professeur Laget, salle Aillaud n° 12. La maladie est dans le cours du deuxième septénaire ; éruption abondante de taches rosées.

8. Cœur régulier ; la systole est, à la base, sourde et légèrement traînante ; pouls pas dépressible. Hyperémie bronchique généralisée.

9. Systole encore plus sourde qu'hier ; pouls plus dépressible ; état pulmonaire stationnaire.

10. Même état cardiaque ; pouls dépressible et dicrote. État pulmonaire stationnaire.

11. Le cœur et le pouls sont toujours dans le même état ; congestion se déclare aux poumons.

13. Cœur identique ; pouls encore plus dicrote et dépressible ; aux poumons, la congestion augmente.

15. Cœur toujours faible ; systole traînante ; pouls dépressible. La congestion broncho-pulmonaire demeure intense.

18. La systole cardiaque est beaucoup plus nette à la pointe, on ne l'entend guère cependant à la base ; le pouls est toujours à peu près dans le même état. La congestion broncho-pulmonaire est devenue plus intense que les jours précédents.

21. Le cœur et le pouls se relèvent ; état des poumons à peu près identique.

23. Le cœur va mieux ; systole assez distincte à la base. Il y a une nouvelle et intense poussée du côté des poumons.

25. État cardiaque bien amélioré; poumons très fortement congestionnés.

Premiers jours de juillet. Cœur va bien ; l'état du poumon s'améliore, mais il existe toujours de gros crépitants dans toute la poitrine.

La convalescence s'établit.

12. Le malade va bien, mais les râles n'ont pas encore complètement disparu.

On peut accuser le cœur d'avoir favorisé le développement de la congestion pulmonaire ; celle-ci cependant, une fois établie, devient assez indépendante, car son intensité s'accroît précisément au moment où le cœur se relève et suit une marche ascendante pendant plusieurs jours ; puis, tandis que le cœur est complètement rentré dans l'ordre, elle persiste avec ténacité.

OBSERVATION XIV.

Fièvre typhoïde ; Congestion et splénisation pulmonaires ; Signes de myocardite. Guérison.

Faury, Félix, 17 ans, entré le 25 aout 1887 dans le service du professeur Laget, salle Aillaud n° 12 ; maladie vers le huitième jour.

Au cœur, bruit systolique assez bien frappé à la pointe, mais un peu traînant, il est un peu sourd à la base ; pouls dicrote et dépressible. Hyperémie bronchique généralisée ; splénisation aux bases, surtout à la gauche, où elle occupe une bonne moitié du poumon : submatité, grande obscurité de la respiration, gros crépitants.

Du 26 août au 1er septembre. Les mêmes phénomènes persistent ; la température est toujours très élevée ; le soir, elle est toujours de quelques dixièmes au-dessus de 40°.

2. Le cœur ne se contracte pas mal ; le bruit systolique s'entend à la base, mais il y est très soufflant, surtout à l'orifice pulmonaire ; pouls toujours dicrote. Aux poumons, mêmes signes de congestion.

5. Le cœur bat régulièrement, mais la systole est assez molle ; les souffles sont moins distincts ; le pouls, dicrote, est très dépressible. La congestion broncho-pulmonaire est toujours généralisée, mais elle est moins intense.

8. On trouve le malade en collapsus et tout cyanosé. La congestion pulmonaire est à peu près identique ; il y a de nombreux sous-crépitants en avant. Cœur très affaibli ; systole traînante et mal frappée ; le bruit s'entend à peine à la base ; pouls très dépressible. — Il faut noter que le malade prend de l'antipyrine depuis quatre ou cinq jours ; on supprime ce médicament et on donne des excitants.

9. La température est très élevée, mais il reste une tendance à la cyanose et au refroidissement des extrémités. Pouls dépressible ; cœur toujours faible ; systole en plusieurs temps. Poumons conti-

nuent à être très congestionnés ; gros crépitants au sommet droit en arrière.

12. État stationnaire.

14. Amélioration. Le cœur, quoique faible, bat mieux ; systole plus nette ; pouls moins dépressible ; plus de refroidissement des extrémités. Aux poumons, moins de râles ; ceux-ci sont plus gros.

17. L'état général s'améliore de plus en plus ; la systole cardiaque reste un peu faible, le pouls un peu dépressible. Il existe toujours des sous-crépitants disséminés dans tout le poumon ; au sommet droit, en arrière, il y a encore des crépitants à la toux.

Fin septembre. Les troubles pulmonaires s'amendent lentement ; la convalescence est complète.

Tous les râles pulmonaires n'ont disparu qu'à la fin octobre.

Malade sort guéri en novembre.

Chez ce malade, le cœur a été gravement atteint, mais les poumons l'avaient été avant lui. Avant la constatation des signes de myocardite, on avait trouvé une splénisation marquée aux bases. Il est vrai qu'à l'entrée du jeune garçon à l'hôpital, la systole cardiaque était un peu molle ; toutefois cet état n'était pas en rapport avec les lésions pulmonaires déjà existantes, et on ne pouvait sérieusement rendre responsable de lésions pareilles cette simple parésie du myocarde.

OBSERVATION XV.

Fièvre typhoïde ; Myocardite ; Congestion pulmonaire intense ; Hémorrhagies intestinales. — Décès. — Autopsie.

Merelli, Jean, marin, 20 ans, entre le 1er juin dans la Clinique du professeur Laget, salle Aillaud n° 22. Cinquième jour de la maladie. État typhoïde accentué pendant tout le séjour du malade à l'hôpital.

2 juin. Systole cardiaque molle, traînante, presque en deux temps ; on ne l'entend pas à la base ; pas de souffle ; pas d'arythmie ; pouls dépressible, pas dicrote. Légère congestion aux bases des poumons.

3. Au cœur, mêmes signes qu'hier, peut-être un peu moins marqués ; pouls toujours dépressible. Hyperémie pulmonaire généralisée ; congestion aux deux bases plus marquée qu'hier.

4. État stationnaire.

5. Dans la nuit, hémorrhagie intestinale abondante, qui s'est renouvelée l'après-midi; pouls petit et fréquent.

6. Le cœur fonctionne toujours assez mal; faible tension du pouls; poumons toujours très congestionnés.

7. Congestion pulmonaire très intense; nouvelle hémorrhagie intestinale.

8. Décès à 5 heures du matin.

Autopsie. — Plaques de Peyer excessivement tuméfiées; quelques-unes sont exulcérées. Coloration feuille morte du cœur; flaccidité très accusée de cet organe. Poumons très congestionnés, vont au fond de l'eau en quelques points.

Bien qu'ici nous ayons vu les signes de la dégénération du cœur précéder les désordres pulmonaires, nous sommes porté à considérer ceux-ci comme indépendants de celle-là; la congestion qui s'est faite du côté des intestins, presque en même temps, est en faveur de notre hypothèse et semble assigner à la congestion pulmonaire un caractère plus actif que passif. Relevons en outre l'état de prostration dans lequel le patient a été plongé pendant toute la maladie.

OBSERVATION XVI (résumée).

Lunjet, Alphonse, âgé de 20 ans, salle Aillaud n° 28. Fièvre typhoïde à forme ataxo-adynamique. Il est pris, dans le troisième septénaire, d'une violente congestion pulmonaire avec de petits foyers de broncho-pneumonie; le cœur fonctionnait bien cependant. Plusieurs jours après, le cœur faiblit un peu et le pouls devient excessivement dépressible. Ces troubles s'amendent ensuite, et le malade guérit parfaitement.

OBSERVATION XVII (résumée).

Waleri, Charles, 19 ans, entre dans le service de M. le professeur Nicolas Duranty, le 27 juin 1887, salle Saint-Joseph n° 2. Neuf jours de maladie.

Hyperémie pulmonaire avec gros râles de congestion aux bases.

Systole faible et traînante, s'entendant peu à la base du cœur; pouls dépressible.

9 juillet. Systole toujours paresseuse, cependant le bruit systolique s'entend mieux à la base; la matité précordiale est augmentée et l'on voit le choc du cœur, très faible, se faire sur une large surface; pouls toujours dépressible.

11. Le cœur se contracte beaucoup mieux; la systole devient soufflante. Les poumons, au contraire, sont plus congestionnés et la respiration y est obscure.

13. Le cœur va de mieux en mieux; la congestion pulmonaire diminue.

18. La convalescence s'établit. Les poumons n'ont plus rien, mais la systole est toujours soufflante à la pointe.

30. Guérison complète.

OBSERVATION XVIII (résumée).

Mazzi, François, journalier, 19 ans, entre, le 5 juin 1887, dans le service du professeur Villard, salle Ducros n° 4. Il est au quinzième jour de sa fièvre typhoïde. Le cœur est régulier, mais les bruits sont très mal frappés, le premier ne s'étend pas à la base; pouls un peu petit. Hyperémie pulmonaire généralisée.

8 juin. Le cœur se contracte toujours mal; il n'y a pas d'irrégularités, le premier bruit n'est pas entendu à la base; pouls petit et dépressible. Hypérémie bronchique persiste; congestion disséminée; il y a eu des crachats sanglants.

10. État à peu près stationnaire.

12. Systole cardiaque assez mauvaise, elle est faible et traînante, le premier bruit manque à la base; pouls dépressible. L'état pulmonaire s'amende.

18. Plus de congestion aux poumons, qui respirent normalement; la systole persiste à être traînante et molle, premier bruit très sourd à la base; pouls dépressible.

20. L'état cardiaque s'amende progressivement.

30. Convalescence.

OBSERVATION XIX (résumée).

Pulvin, Jean, jardinier, 20 ans, entre, le 18 juillet 1887, salle Aillaud n° 3. Vers le douzième jour de sa maladie, il présente de la congestion pulmonaire, appréciable surtout aux bases ; quatre ou cinq jours après, on note au cœur quelques signes de parésie ; les troubles pulmonaires restent identiques pendant ce temps. Au bout d'une huitaine, le cœur a son énergie normale ; les poumons, surtout le gauche, restent congestionnés.

25 août. Guérison.

OBSERVATION XX (résumée).

Tourneur, Henri, comptable, 30 ans, entre, le 8 juillet 1887, à la salle Aillaud n° 34. Il est dans le cours du deuxième septénaire de sa fièvre ; quelques jours après son entrée à l'hôpital, il présente des signes d'une parésie notable du cœur ; les poumons sont simplement un peu congestionnés aux bases. L'état cardiaque, ayant persisté une dizaine de jours, s'amende peu à peu, tandis que la congestion broncho-pulmonaire s'étend et arrive à occuper toute la poitrine. Les râles sous-crépitants sont entendus encore pendant près de trois semaines, et ne disparaissent que très lentement. Le malade sort guéri à la fin d'août. Noter que la fièvre a présenté une forme adynamique très accusée.

OBSERVATION XXI (résumée).

Azard, Gabriel, imprimeur, 18 ans, entre, le 13 août 1887, à la salle Aillaud n° 7. Il commence le deuxième septénaire de sa fièvre typhoïde. Tant que l'auscultation dénote une parésie du cœur, on ne constate aux poumons qu'une légère congestion des bases ; au moment où le cœur reprend de l'énergie, la congestion pulmonaire augmente considérablement, surtout à droite. Ces troubles font traîner la convalescence jusqu'en septembre.

C. Série cardiaque.

Les trois premiers malades de ce groupe ont présenté les signes classiques de la myocardite ; l'autopsie et l'examen microscopique ont confirmé le diagnostic. Quant à la quatrième observation, elle est moins probante, car le malade a guéri ; elle peut toutefois prendre place à côté des autres. Nous avions donc, dans ces cas, des cœurs profondément altérés : faire, au moyen de cette série, la contre-épreuve de la première et voir si l'état du poumon allait correspondre à celui du cœur, telle était l'idée qui venait naturellement à l'esprit.

Aussi avons-nous soigneusement noté, pendant la vie, l'état de l'appareil respiratoire ; l'examen clinique a été contrôlé par l'examen anatomique dans les trois cas où la mort est survenue.

OBSERVATION XXII.

Fièvre typhoïde ; Signes cliniques de myocardite ; Pas de graves lésions pulmonaires. — Décès. — Autopsie et examen microscopique : Lésions de myocardite diffuse ; Poumons sains.

Le nommé Metelli, Louis, ébéniste, âgé de 28 ans, entre dans le service du professeur Nicolas Duranty, salle Saint-Joseph n° 19, le 5 juillet 1887.

Il arrive vers le dixième jour de sa dothiénentérie, on constate une éruption très abondante de taches rosées. L'examen du cœur fait poser le diagnostic de myocardite : l'organe est dilaté, la matité précordiale est plus étendue que normalement ; on perçoit à peine le choc de la pointe. Quant au bruit systolique, il n'existe plus à la base ; à la pointe même, on le devine plutôt qu'on ne l'entend. Le bruit sigmoïdien seul s'entend distinctement. Il n'y a pas d'irrégularités ni de faux pas, mais les contractions sont très inégales en force. Le pouls est mou, dépressible, dicrote.

Aux poumons, simple hyperémie bronchique.

7. Le tracé sphygmographique permet de constater que les contractions sont très inégales en durée et en intensité et très variables comme forme.

9-10. Mêmes phénomènes ; le tracé sphygmographique a toujours les mêmes caractères.

11. La systole s'entendrait peut-être un peu mieux à la pointe, mais le bruit systolique est toujours absent à la base ; pas d'arythmie. Pouls très dépressible ; dicrotisme très marqué. L'état pulmonaire est stationnaire.

12. Au matin, état à peu près semblable à celui de la veille ; le soir à 6 heures, le malade meurt subitement, après avoir poussé un cri unique.

Autopsie. — Pas traces de perforation intestinale ni de péritonite. Les poumons ne présentent pas d'altérations notables. Le cœur est ditaté, un peu flasque ; la coloration feuille morte n'est pas trop accusée.

Examen microscopique. — (Les coupes ont été colorées à l'éosine hématoxylique.)

Sur la plupart des préparations, les fibres musculaires du cœur ont conservé leur striation et sont bien colorées ; mais, dans quelques points, la striation est bien moins nette et le contenu des fibres semble fragmenté ; à ce niveau, les fibres sont moins colorées, dissociées et séparées par une matière granuleuse. Les vaisseaux que l'on rencontre sont entourés à leur partie externe d'une zone conjonctive proliférée qui rayonne de là, en faisceaux assez volumineux, dans les parties voisines.

Cette observation est bien remarquable au point de vue auquel nous nous sommes placé : la myocardite ne fait pas de doute, elle évolue pendant huit jours sous nos yeux ; et cependant, que trouvons-nous dans les poumons pendant toute la vie du malade ? De l'hyperémie pulmonaire, manifestation à peu près inévitable de la dothiénentérie. C'est subitement que meurt le malade ; le poumon n'est pour rien dans cette terminaison fatale. L'autopsie nous montre : d'un côté un poumon presque sain, de l'autre un cœur profondément altéré.

OBSERVATION XXIII.

Fièvre typhoïde : Signes de myocardite graves ; Quelques phénomènes passagers d'hyperémie pulmonaire légère.— Décès.— Autopsie : Poumons très légèrement congestionnés aux bases ; Au cœur, lésions prononcées de dégénérescence musculaire.

Miretti, Jacques, journalier, âgé de 24 ans, entre, le 12 mai 1887, dans le service du professeur Nicolas Duranty, et est couché à la salle Saint-Joseph n° 28. Le début de la maladie remonte à une douzaine de jours.

La pointe du cœur bat dans le cinquième espace, un peu en dedans du mamelon ; la surface de matité est normale. Le premier bruit est faible à la pointe et légèrement soufflant, il ne s'entend pas à la base, il est mou et traînant. Le deuxième bruit est peu éclatant. Il y a quelques faux pas du cœur, et des irrégularités. Le pouls est dépressible, il est dicrote et irrégulier.

Du côté des voies respiratoires, un peu de dyspnée ; mais, à l'auscultation, on constate simplement les râles sonores de l'hyperémie bronchique.

14. Mêmes signes au cœur ; irrégularités encore plus marquées et plus fréquentes. Les tracés sphygmographiques indiquent une arythmie considérable ; il y a un faux pas du cœur, toutes les trois ou quatre contractions.

Aux poumons, toujours une légère hyperémie.

15. Cœur encore plus faible ; pouls plus dépressible qu'hier ; les faux pas du cœur et les intermittences sont aussi fréquents.

Poumons respirent normalement. — On continue la caféine, donnée depuis deux jours déjà.

16. Cœur toujours en très mauvais état ; le pouls demeure dépressible ; les poumons restent sains. — On remplace la caféine par l sulfate de spartéine.

17. La contraction cardiaque se fait mieux ; le premier bruit, quoique encore traînant, est mieux frappé, il s'entend un peu à la base du cœur, il y a moins d'irrégularités ; le pouls est plus fort. Le tracé sphygmographique indique cette amélioration.

Rien aux poumons. — On continue la spartéine.

18. Cœur plus régulier, bruits plus nets et mieux frappés ; le premier bruit est soufflant aux orifices mitral et pulmonaire. La tension artérielle est plus considérable.

Les poumons fonctionnent bien. — La spartéine est continuée.

19. Le cœur se régularise toujours, les faux pas sont moins nombreux ; le pouls est plus fort et plus régulier. Il apparaît un peu d'hyperémie pulmonaire.

20. Même état.

21. Le cœur est de plus en plus régulier et la contraction se fait toujours mieux. L'hyperémie pulmonaire augmente un peu.

22. On ne constate plus d'intermittences au cœur : le tracé sphygmographique est très régulier. L'hyperémie pulmonaire est plus intense, malgré le bon état de la circulation.— La spartéine est supprimée.

23. État stationnaire.

23. Cœur et circulation en bon état ; la congestion pulmonaire persiste.

25. L'état pulmonaire s'amende.

26. Le cœur est toujours un peu soufflant au premier temps, mais il se contracte bien ; la congestion du poumon disparaît.

27. Le cœur se contracte moins bien, le premier bruit est traînant; le pouls redevient dépressible ; nouvelles irrégularités reproduites par le sphygmographe. Quelques râles muqueux dans la poitrine.

28. Le tracé sphygmographique indique toujours l'inégalité dans la force et la durée des contractions cardiaques. Rien de particulier aux poumons.

29. Le cœur se contracte un peu mieux ; l'hyperémie pulmonaire est plus marquée.

30. L'état était stationnaire le matin ; le soir, mort subite dans une syncope.

Autopsie. — Plaques de Peyer manifestement altérées ; pas de perforation intestinale.

Aux poumons, légère congestion aux parties déclives ; les parties plus élevées sont absolument saines. D'ailleurs, le poumon crépite et surnage ; à la coupe, peu de sang. Le cœur est flasque, dilaté et de couleur feuille morte. Voici le résultat de son examen au microscope. (Coupes colorées à l'éosine hématoxylique.)

Les fibres musculaires sont en grande partie dissociées, fragmentées, mal colorées ; quelques-unes seulement paraissent anormales. La striation a disparu sur le plus grand nombre. Le contenu des fibres est granuleux, et en dehors des fibres il y a de nombreuses granulations graisseuses. Nous n'avons pas constaté de traînées conjonctives partant des vaisseaux.

Moins probant semblerait être le cas précédent, puisque nous avons relevé des troubles pulmonaires dans le cours de la myocardite ; mais, si l'on veut bien examiner le mode d'enchaînement des phénomènes morbides, on sera obligé de convenir que ce fait témoigne en faveur de notre manière de voir. Notre malade a présenté, il est vrai, des troubles pulmonaires dans le cours de sa myocardite ; mais il s'agit de savoir à quel moment ils ont apparu. Or c'est précisément dix ou douze jours au moins après le début de la myocardite, alors que le cœur, sous l'influence du traitement, se contractait beaucoup mieux (les tracés sphygmographiques en font foi), que les poumons commencent à se prendre. Puis la scène change encore : les poumons se décongestionnent, et le lendemain le cœur ne va plus ; au bout de peu de jours, après des alternatives de haut et de bas, il s'arrête brusquement, et le malade ne revient pas de sa syncope. Ici encore, l'examen à l'amphithéâtre nous fait voir un poumon peu altéré et un cœur bien malade. La mobilité des phénomènes pulmonaires nous faisait d'ailleurs parfaitement comprendre qu'ils étaient, bien que tardifs, tout à fait indépendants de l'état du myocarde.

OBSERVATION XXIV.

Fièvre typhoïde ; Signes cliniques de myocardite et d'endocardite ; Légère hyperémie pulmonaire aux bases. — Décès. — Autopsie : Poumons sains ; Lésions de myocardite avec foyers apoplectiques entre les fibres musculaires ; Endocardite mitrale et tricuspide.

Colomb, Jean, âgé de 28 ans, entre, le 26 septembre 1887, dans le service du professeur Laget, salle Aillaud n° 15. La maladie est vers son huitième jour.

Pendant les premiers jours où l'on observe le malade, on ne constate, du côté des poumons, qu'une légère congestion aux bases ; le cœur paraît sain.

7 octobre. On trouve de la dyspnée, qui n'est pas expliquée par des lésions pulmonaires, qui sont insignifiantes ; mais, au cœur, la systole est très mal frappée ; les bruits, surtout le premier, sont très sourds même à la pointe. La systole est soufflante à la pointe, spécialement à l'orifice mitral ; il n'y a pas d'irrégularités. Le pouls est assez dépressible.

9. La systole est toujours mal frappée et soufflante à tous les orifices ; mais, à l'orifice mitral, le souffle est très rude et se propage dans l'aisselle. Pas d'irrégularités; pouls toujours très dépressible et dicrote.

Aux poumons, bases très légèrement congestionnées. Le visage est d'une pâleur extrême, malgré l'élévation considérable de la température.

10. Mêmes phénomènes ; le souffle de la pointe est encore plus rude.

12-13. Tendance à la syncope.

14. Le cœur faiblit davantage; aussi le souffle est-il moins rude. Le malade a, sous nos yeux, une syncope; le cœur s'arrête un moment, puis les contractions reprennent très lentes et deviennent, au bout de quelques secondes, très précipitées et irrégulières. Faciès pâle comme celui d'un cadavre. On annonce une fin prochaine.

Mort, l'après-midi, dans une syncope.

Autopsie.— Plaques laiteuses sur le péricarde à sa face antérieure, au niveau du ventricule droit et à la pointe. Cœur pas trop flasque, mais un peu jaunâtre, décoloré et se laissant déchirer facilement avec le doigt.

Au niveau de la valvule tricuspide, épaississement très accusé de l'endocarde; on y observe des sortes de saillies boutonneuses de couleur blanc jaunâtre et de la grosseur d'une lentille ; elles sont plus rapprochées du bord libre de la valvule que du bord d'insertion à l'anneau; la surface en est polie et lisse. Mêmes saillies à la valvule mitrale, mais plus petites (de la grosseur d'une tête d'épingle) et très rapprochées des cordages tendineux ; les valvules sigmoïdes de l'aorte sont aussi un peu épaissies et opaques. Tout le reste de la surface endocardiaque est [moins translucide qu'à l'état normal. A la partie ascendante de l'aorte, quelques points jaunâtres d'artérite.

Les poumons crépitent bien et sont de couleur normale; la base seule est un peu congestionnée, mais crépite parfaitement sous le doigt.

Le microscope montre une altération de la fibre cardiaque moins marquée que dans l'Obs. XXIII; mais l'artérite est très accusée, il y a autour des vaisseaux une zone de tissu conjonctif avec des cellules jeunes, s'irradiant dans les fibres qui les entourent. La lésion dominante est une congestion intense du muscle ; les fibres sont séparées par une masse de globules rouges qui en certains points forment de longs et épais boyaux, et en d'autres sont réunies en amas comme s'il y avait eu une déchirure vasculaire.

Dans ce cas, il n'y a pas prise à la discussion : dès le début, on trouve quelques signes d'une congestion légère à la base des poumons, qui reste stationnaire, c'est-à-dire toujours peu intense pendant toute la maladie. Puis la dyspnée, se déclarant malgré l'état satisfaisant des voies respiratoires, fait craindre une lésion du cœur qui bientôt apparaît avec son cortège habituel. Cette fois, le myocarde n'est pas seulatteint, et, à la faiblesse de l'impulsion du sang causée par la dégénérescence musculaire, s'ajoute le trouble de la circulation intra-cardiaque que produit l'inflammation de l'endocarde. Et cependant, malgré cette double cause de ralentissement de la circulation, l'hypostase pulmonaire ne se manifeste pas; preuve nouvelle que les lois de la mécanique sont loin d'expliquer tous les phénomènes morbides.

OBSERVATION XXV (résumée).

Fièvre typhoïde ; Signes de myocardite légère ; Très légère congestion aux bases. Guérison.

Bauchonon, Jules, âgé de 17 ans, entre, le 8 juin 1887, dans le service du professeur Laget, salle Aillaud n° 13. Dothiénentérie vers le sixième jour.

Dès le début, un peu de congestion aux bases, qui reste stationnaire pendant toute la maladie. Au bout de quelques jours, on voit le cœur se prendre, devenir irrégulier ; la systole est molle, traînante et pénible ; le pouls est dépressible. Après trois ou quatre jours, ces troubles s'amendent peu à peu, et vers la fin de juin le malade est en convalescence. On ne note rien de particulier aux poumons pendant la durée de la défaillance cardiaque.

Comme nous ne voulons présenter que des Observations qui nous soient personnelles, nous nous contenterons de signaler celles que Landouzy et Siredey rapportent dans leur récent Mémoire sur les *Localisations angio-cardiaques typhoïdiques*. Dans plusieurs observations de ces auteurs, nous avons trouvé relatés des faits de cardiopathies graves ayant entraîné la mort après un temps assez long parfois, sans que les poumons aient offert d'autres lésions que les altérations cadavériques communes.

CHAPITRE III.

RÉSUMÉ ET ESSAI PATHOGÉNIQUE.

Il est temps de jeter un regard en arrière et d'établir ce que nous ont appris nos observations. Dans un premier groupe, nous voyons des cas où de très graves complications sont survenues du côté des poumons, de préférence dans le cours du troisième septénaire, sans qu'il existât un état cardiaque suffisant pour prendre la responsabilité de ces troubles. D'où nous pouvons conclure déjà qu'il est fréquent de voir se développer, sans cardiopathie antérieure, de violents états congestifs du poumon, ces états ayant même le caractère de congestions plus passives qu'actives ; ce seront, suivant le degré d'activité de la congestion, tantôt des splénisations, tantôt des broncho-pneumonies ou des spléno-pneumonies.

Notre seconde série nous apprend que des typhoïsants tout à la fois cardiaques et pulmonaires peuvent voir leur double lésion évoluer sans que l'une paraisse réagir beaucoup sur l'autre ; dans certains cas même, il y a eu une sorte de balancement entre l'intensité des deux ordres de phénomènes. Si, dans les Observations XIII et XV, on peut dire que le poumon paraît avoir subi l'influence de la défaillance cardiaque, dans les Obs. XII, XIV, XVI, il semble bien au contraire que la défaillance du cœur puisse être attribuée à la surcharge de travail que lui imposaient les difficultés de la circulation intra-pulmonaire. De sorte qu'il est permis de penser que cette série, qui paraît la moins favorable à notre thèse, ne prouve pas du tout qu'il y ait une relation étroite entre le cœur et le poumon.

Grâce à notre troisième série, nous démontrons que des altérations très avancées du cœur peuvent exister cliniquement et anatomiquement sans que le poumon s'en ressente de quelque façon que ce soit. En effet, dans nos Obs XXII, XXIII et XXIV, le muscle cardiaque est profondément dégénéré ; la dégénération est reconnue cliniquement par les irrégularités de la pulsation cardiaque, la faiblesse du choc de la pointe, l'assourdissement des bruits normaux, la petitesse du pouls. L'examen anatomique permet de constater les signes de la myocardite : décoloration du muscle, ramollissement extrême des parois, altérations histologiques. Et cependant le poumon est reconnu à peu près sain à l'auscultation, et l'autopsie vérifie le diagnostic.

Au résumé, il n'y a pas de rapport direct et absolu entre l'état du cœur et celui du poumon chez les typhoïsants ; ce n'est pas dans une altération de l'organe central de la circulation qu'il faut rechercher la cause des états pulmonaires congestifs des périodes avancées de l'infection typhoïde.

Quel est donc le coupable ? A notre avis, et bien que ce soit pour le moment une simple hypothèse, le coupable est l'agent infectieux, cause première de la maladie. Cette cause avait été soupçonnée par plusieurs auteurs. Griesinger et Traube, nous l'avons rappelé plus haut, attribuaient à un élément irritant la production de bien de ces atélectasies pulmonaires des typhoïsants. Guéneau de Mussy dit assez explicitement qu'il y a fort à croire à l'intervention d'un élément irritant à qui des conditions mécaniques prépareraient le terrain. Que le terme « élément irritant » soit remplacé par le mot bacille, et notre théorie est faite.

Nous dirons donc que nous considérons l'élimination du bacille d'Eberth comme la cause primordiale de toutes ces variétés de congestions pulmonaires qui apparaissent dans le cours de la dothiénentérie, que ces congestions prennent la forme active ou qu'elles présentent le caractère passif. La raison de la diversité de ces congestions réside dans la force de réaction de l'organe et dans un ensemble de causes secondes que nous passerons bientôt en revue. Qu'on nous permette de donner les motifs de notre façon de penser.

Pour établir l'élimination du bacille d'Eberth par les poumons, nous invoquons deux ordres de raisons : des raisons d'analogie et des raisons anatomiques.

Les raisons d'analogie sont déjà d'un grand poids. On sait que lorsqu'un élément hétérogène, qu'il provienne du dedans ou du dehors, circule dans le sang, tous les efforts de l'organisme tendent à le rejeter le plus tôt possible et par le plus grand nombre de voies. Nous possédons quatre principaux émonctoires, qui représentent une voie d'élimination considérable : ce sont la peau, les reins, les poumons et les intestins. Pour la peau, il est actuellement admis que les diverses éruptions qu'on y rencontre dans le cours des maladies infectieuses sont causées par le passage de l'élément microbien à travers les glandes sudoripares. Baradat de Lacaze[1] met les éruptions sudorales des fièvres sur le compte de la décharge bactérienne par la peau. Déjà Hanot[2] avait montré que les bactéries s'éliminent par la sueur dans la fièvre typhoïde. Neuhaus[3] et Rütimeyer ont constaté la présence du bacille typhoïde dans le sang pris au niveau des taches rosées lenticulaires. Il y a donc des dermatoses infectieuses.

L'élimination par les reins est encore mieux connue depuis les travaux de Bouchard ; c'est le passage du principe infectieux à travers les glomérules et les tubes rénaux qui cause dès le début de la maladie la congestion de ces organes, congestion reconnue cliniquement par la présence de l'albumine dans l'urine. Suivant certaines conditions peu précises de quantité ou de qualité du poison, la congestion peut aller jusqu'à l'inflammation et se transformer en néphrite, diffuse le plus souvent. C'est ce qui

[1] Baradat de Lacaze : Éruptions sudorales dans la fièvre typhoïde. (Revue de Médecine, 1887.)

[2] Hanot ; Revue de Médecine, 1881.

[3] Neuhaus ; Berlin. klin. Woch., 1886.

arrive fréquemment dans la scarlatine, la diphtérie, la variole. La dothiénentérie est plus rarement mère de néphrite; mais la congestion rénale y est à peu près constante et bien en rapport avec l'élimination bacillaire; d'ailleurs, les recherches de Bouchard et de Seitz ont établi la présence, dans les urines, du bacille d'Eberth.

La diarrhée, que l'on rencontre dans bien des états infectieux et surtout dans les septicémies, est une preuve suffisante du rôle de l'intestin dans le rejet des principes morbides ; d'autant que l'examen des matières fécales a permis maintes fois d'y constater des microbes. Il faut faire ici une distinction et ne pas confondre les diarrhées dues à l'élimination réelle de l'élément infectieux avec les diarrhées qui sont occasionnées par la pullulation de celui-ci dans l'intestin. Si cette dernière cause peut être incriminée dans les cas où le bacille est absorbé par les voies digestives, elle ne peut plus l'être dans les cas d'infection par les voies respiratoires : c'est bien alors à l'élimination qu'il faut rapporter la diarrhée.

Peau, reins, intestins, sont donc de vastes surfaces d'élimination, pour les éléments et poisons bacillaires ; pourquoi les poumons qui offrent une surface si étendue et qui aident au rejet d'un si grand nombre de matériaux toxiques, resteraient-ils absolument inactifs et ne s'uniraient-ils pas aux autres organes pour débarrasser l'économie ? Tous les émonctoires redoubleraient de travail contre l'ennemi envahissant, et seuls les poumons, dont la surface d'élimination est la plus considérable parmi tous les émonctoires, resteraient sans rien faire pour le salut commun. Pour ce qui a trait plus directement à la dothiénentérie, s'il est admis que l'absorption du bacille d'Eberth par les voies respiratoires produit dans certains cas les inflammations pulmonaires qui sont le début de l'infection typhoïde, pourquoi l'élimination de ce même bacille aurait-elle le privilège de se faire sans être la source de désordres ? Il est tout naturel de supposer que ce qui a causé des accidents en entrant en causera en sortant. Bouchard admet, pour le rein, que le rejet du bacille ne peut se faire que grâce à une altération de l'organe, qui à l'état normal ne le laisserait pas passer. Ne peut-il pas en être de même pour les poumons ?

Les analogies ne sont pas la seule base de notre argumentation ; la consécration anatomique vient s'y joindre. Un certain nombre de bactériologistes ont trouvé le bacille de la fièvre typhoïde dans les voies respiratoires, lorsque celles-ci ont présenté des altérations. Dès que Klebs eut décrit son *bacillus typhosus*, Eppinger [1] le signala sur les ulcérations des cartilages du larynx chez les typhoïsants porteurs de cette lésion. D'ailleurs Klebs [2] admit que les voies respiratoires pouvaient être des voies d'absorption pour le bacille typhoïde, et trouva ce bacille dans les poumons, chez les sujets qui offraient des altérations de ces organes. Depuis, bien que certaines recherches aient été infructueuses, le bacille d'Eberth a été retrouvé bien des fois dans le tissu pulmonaire. Artaud, en France, Frænkel et Simmonds, en Allemagne, l'ont vu tantôt dans le tissu interstitiel, tantôt dans les alvéoles eux-mêmes. Chantemesse et Widal l'ont observé également chez plusieurs sujets qui avaient succombé avec de la pneumonie ou de la broncho-pneumonie typhoïde.

Pour prouver d'une façon absolue l'élimination par le poumon du bacille d'Eberth, il faudrait constater sa présence dans les crachats expectorés par les malades. Barth [3] dit dans sa Revue que les recherches dans les sécrétions bronchiques sont jusqu'à présent restées négatives ; il fait toutefois observer avec raison qu'il est probable qu'on y trouvera un jour l'élément infectieux. Il est permis de supposer que dans son passage à

[1] Eppinger ; Deutsches Arch. f. klin. Med., vol. 18.

[2] Klebs ; Der Ileotyphus eine Schistomycose. (Arch. für exp. Path., 1881.)

[3] Barth ; Bactériologie médicale. (Revue de Hayem, octobre 1887.)

travers le poumon le microbe subit des modifications qui le rendent incapable d'être fixé par les réactifs ordinaires. On nous reprochera peut-être de n'avoir pas examiné les crachats de nos typhoïsants ; nous répondrons, outre qu'il n'est pas toujours commode de s'en procurer, que nous n'avons pas été assez confiant dans nos connaissances en technique bactériologique pour nous hasarder dans ces travaux.

Toutes les raisons que nous avons énumérées nous font croire, avec assez de présomptions, à l'influence prépondérante de l'élément microbien dans la production des congestions pulmonaires typhoïdiques. Est-ce à dire que nous refusions toute action aux autres causes invoquées par les auteurs ? Ce n'est pas notre idée : ces causes, quoique secondaires, agiraient chacune pour leur part et détermineraient jusqu'à un certain point la forme et la nature de la congestion. Selon la force de résistance du malade et l'état de fonctionnement de ses divers appareils, il se manifesterait telle ou telle altération du poumon, dont la nature, inflammatoire ou congestive, indiquerait précisément la force de réaction de l'économie.

Ainsi, pour le cœur, nous ne lui dénions pas toute participation dans la pathogénie de la congestion pulmonaire ; nous croyons cependant que son rôle est très accessoire et se borne, grâce au ralentissement de la circulation occasionnée par la défaillance ou la dégénérescence du muscle, à faciliter la congestion dans le tissu pulmonaire irrité par le passage du bacille; par suite de ce ralentissement dans le cours du sang et de la diminution de sa pression, cette congestion prend de préférence un caractère passif.

Nous jugeons la part du système nerveux beaucoup plus importante et nous attribuons à celui-ci une influence marquée dans la production de ces accidents pulmonaires. Le grand sympathique, qui tient sous sa dépendance les filets vaso-moteurs du poumon, reçoit certainement, comme tous les autres organes, le contre-coup de l'infection typhoïde ; de plus, le travail ulcératif qui se fait dans l'intestin ne se passe pas sans que ce nerf soit anormalement excité. Depuis les expériences de Schiff, Cl. Bernard, Vulpian, Brown-Sequard, et grâce aux travaux et aux observations de Magendie, Erichsen et d'un grand nombre de cliniciens, on connaît bien les altérations du poumon qui accompagnent, soit les lésions des centres nerveux, soit les lésions des organes abdominaux, et en particulier de l'intestin. Quoi d'étonnant alors à ce que le travail morbide qui s'opère dans les plaques de Peyer réagisse, par action réflexe, sur l'appareil pulmonaire ?

Cette action du système nerveux a été reconnue par bien des auteurs ; Destais[1], Guéneau de Mussy[2], entre autres, ont signalé son importance. Pour notre part, dans plusieurs faits où les phénomènes pulmonaires ont été intenses, le système nerveux avait été profondément troublé ; ce fut le cas dans les Obs. II, VI, XI, XV, XX. Les observations de Willaume[3] plaident aussi dans ce sens ; aucun de ceux de ses malades qui présentaient de simples troubles cardiaques n'offrit de lésions pulmonaires, tandis que la plupart de ceux qui eurent à la fois des troubles cardiaques et des troubles nerveux eurent leurs poumons plus ou moins altérés.

Il est une autre cause qui doit certainement avoir sa part dans la production de ces congestions pulmonaires, et qui peut surtout expliquer leur persistance dans certaines occasions; nous voulons parler de l'état des petits vaisseaux du poumon. L'artérite commence à prendre, à notre époque, une grande place dans le chapitre des lésions de la fièvre typhoïde[4] ; mais elle avait été

1 Destais ; *loc. cit.*

2 Guéneau de Mussy ; *loc. cit.*

3 Willaume ; *loc. cit.*

4 Landouzy et Siredey ; Localisations angio-cardiaques de la fièvre typhoïde. (Revue de Médecine, 1887.)

signalée depuis longtemps. Hoffmann[3] a trouvé une dégénérescence graisseuse des parois des branches de l'artère pulmonaire, surtout de la tunique interne. Hayem[1], Laveran[4], qui ont recherché et trouvé ces mêmes altérations, les ont également signalées dans les parois des artérioles pulmonaires. On comprend qu'avec des lésions semblables, les vaisseaux se laissent dilater et ne puissent reprendre leur jeu normal qu'une fois la réparation opérée.

Quant à l'état des muscles des parois thoraciques et abdominales, il est connu d'assez longue date ; il n'est pas rare de constater, dans les cas graves de dothiénentérie, une dégénérescence avancée de leurs faisceaux. Laveran, dans certains faits où les malades sont morts réellement asphyxiés sans que l'état des poumons expliquât cet accident, a trouvé dégénérés tous les muscles servant à la respiration : pectoraux, intercostaux, diaphragme, grands droits de l'abdomen. Par conséquent, on peut supposer, avec assez de raison, que la diminution de la contractilité des muscles respiratoires favorisera, pour sa part, la stase sanguine dans le poumon.

Tout ce qui précède nous permet de dire que le mécanisme de la formation des congestions pulmonaires typhoïdiques est beaucoup plus compliqué qu'on ne le croit, et que la simple dégénérescence du cœur, aidée du décubitus ou de l'influence de la pesanteur, est loin de tout expliquer. Aussi posons-nous les conclusions suivantes.

1 Hoffmann ; Unters. ueber die pathol. Anat. Verand der Organe beim Abdom. Typhus, 1869.

2 Hayem ; Arch. de Phys. norm. et path., 1870.

3 Laveran ; Arch. gén. de Méd., 1871.

CONCLUSIONS.

1° Il n'existe pas, dans la fièvre typhoïde, de relation directe entre l'état du cœur et les accidents pulmonaires, même dans les périodes avancées de la maladie. Cette conclusion est basée : *a*) sur l'absence de cardiopathie antérieure dans un grand nombre de congestions pulmonaires typhoïdiques ; *b*) sur l'indépendance des deux ordres de phénomènes, cardiaques et pulmonaires, dans les observations où nous les avons vus coexister ; *c*) sur l'absence de lésions du poumon dans plusieurs cas de myocardite typhoïdique intense et prolongée.

2° Les congestions pulmonaires typhoïdiques semblent être dues à la présence dans le poumon du bacille d'Eberth. Dans certains cas où les accidents apparaissent dès le début, on peut en accuser l'absorption du principe infectieux ; mais, pour les accidents tardifs que nous avons étudiés, c'est l'élimination du bacille lui-même, ou d'un principe sécrété par lui, qui peut être mise en cause. La probabilité de cette élimination est fondée sur des raisons d'analogie (élimination par les reins, la peau, etc.) et sur des raisons anatomiques (constatation du bacille dans les poumons). Le fait sera complètement démontré quand on aura constaté dans les crachats des typhoïsants le microbe incriminé.

3° A cette cause première s'ajoutent, pour la favoriser, des causes secondes : troubles de l'innervation, dégénérescence du cœur, altérations des petits vaisseaux pulmonaires, dégénérescence des muscles de la paroi thoracique, décubitus, influence de la pesanteur, etc.

www.ingramcontent.com/pod-product-compliance
Lightning Source LLC
LaVergne TN
LVHW011953160826
845678LV00002B/517